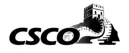

中国临床肿瘤学会（CSCO）
恶性血液病诊疗指南
2023

GUIDELINES OF CHINESE SOCIETY OF CLINICAL ONCOLOGY (CSCO)
HEMATOLOGICAL MALIGNANCIES

中国临床肿瘤学会指南工作委员会 组织编写

人民卫生出版社
·北京·

图书在版编目（CIP）数据

中国临床肿瘤学会（CSCO）恶性血液病诊疗指南.
2023 / 中国临床肿瘤学会指南工作委员会组织编写. —
北京：人民卫生出版社，2023.4（2023.12 重印）

ISBN 978-7-117-34679-5

Ⅰ.①中… Ⅱ.①中… Ⅲ.①造血系统 — 肿瘤 — 诊疗
— 指南 Ⅳ.① R733-62

中国国家版本馆 CIP 数据核字（2023）第 051510 号

人卫智网　www.ipmph.com　医学教育、学术、考试、健康，购书智慧智能综合服务平台
人卫官网　www.pmph.com　人卫官方资讯发布平台

中国临床肿瘤学会（CSCO）恶性血液病诊疗指南 2023
Zhongguo Linchuang Zhongliu Xuehui（CSCO）Exing Xueyebing Zhenliao Zhinan 2023

组织编写：中国临床肿瘤学会指南工作委员会	**经　销：**新华书店
出版发行：人民卫生出版社（中继线 010-59780011）	**开　本：**787×1092　1/32　**印张：**11.5
地　址：北京市朝阳区潘家园南里 19 号	**字　数：**308 千字
邮　编：100021	**版　次：**2023 年 4 月第 1 版
E - mail：pmph @ pmph.com	**印　次：**2023 年 12 月第 4 次印刷
购书热线：010-59787592　010-59787584　010-65264830	**标准书号：**ISBN 978-7-117-34679-5
印　刷：三河市宏达印刷有限公司	**定　价：**86.00 元

打击盗版举报电话：010-59787491　E-mail：WQ @ pmph.com
质量问题联系电话：010-59787234　E-mail：zhiliang @ pmph.com
数字融合服务电话：4001118166　E-mail：zengzhi @ pmph.com

中国临床肿瘤学会指南工作委员会

组　长　徐瑞华　　李　进

副组长　（以姓氏汉语拼音为序）

中国临床肿瘤学会（CSCO）
恶性血液病诊疗指南

2023

组　　　长　马　军　王建祥　黄晓军　吴德沛　胡　豫

主　　　审　沈志祥　朱　军　刘　霆

秘　书　组　贡铁军　张　岩

专家组成员（以姓氏汉语拼音为序）（* 为执笔人）

蔡　真*　浙江大学医学院附属第一医院

常春康*　上海市第六人民医院

陈文明*　首都医科大学附属北京朝阳医院

段明辉*　北京协和医院

付　蓉　天津医科大学总医院

高素君　吉林大学第一医院

贡铁军*　哈尔滨血液病肿瘤研究所

贺鹏程　西安交通大学第一附属医院

胡　豫　华中科技大学同济医学院附属协和医院

胡建达　福建医科大学附属协和医院

黄晓军　北京大学人民医院

纪春岩　山东大学齐鲁医院

江　明　新疆医科大学第一附属医院

江　倩*　北京大学人民医院

姜中兴　郑州大学第一附属医院

金　洁*　浙江大学医学院附属第一医院

靳凤艳*　吉林大学第一医院

孔德胜　哈尔滨医科大学第四附属医院

李　娟*　中山大学附属第一医院

李建勇　南京医科大学第一附属医院 / 江苏省人民医院

李军民*　上海交通大学医学院附属瑞金医院

刘　霆*　四川大学华西医院

刘卓刚　　中国医科大学附属第一医院

路　瑾　　北京大学人民医院

马　军　　哈尔滨血液病肿瘤研究所

钱文斌*　浙江大学医学院附属第一医院

邱　林　　哈尔滨血液病肿瘤研究所

邱录贵　　中国医学科学院血液学研究所 / 血液病医院

沈志祥　　上海交通大学医学院附属瑞金医院

唐庆华　　哈尔滨血液病肿瘤研究所

佟红艳*　浙江大学医学院附属第一医院

王建祥　　中国医学科学院血液学研究所 / 血液病医院

魏　辉*　中国医学科学院血液学研究所 / 血液病医院

魏旭东　　河南省肿瘤医院

吴德沛　　苏州大学附属第一医院

肖志坚*　中国医学科学院血液学研究所 / 血液病医院

徐　卫[*]　南京医科大学第一附属医院 / 江苏省人民医院

阎　骅[*]　上海交通大学医学院附属瑞金医院

颜晓菁　中国医科大学附属第一医院

易树华[*]　中国医学科学院血液学研究所 / 血液病医院

张苏江[*]　上海交通大学医学院附属瑞金医院

张晓辉　北京大学人民医院

张延清　哈尔滨医科大学附属第二医院

赵东陆　哈尔滨血液病肿瘤研究所

赵洪国　青岛大学附属医院

朱　军　北京大学肿瘤医院

朱小玉　中国科学技术大学第一附属医院

主鸿鹄[*]　浙江大学医学院附属第一医院

基于循证医学证据、兼顾诊疗产品的可及性、吸收精准医学新进展，制定中国常见肿瘤的诊断和治疗指南，是中国临床肿瘤学会（CSCO）的基本任务之一。近年来，临床诊疗指南的制定出现新的趋向，即基于诊疗资源的可及性，这尤其适合于发展中国家，以及地区差异性显著的国家和地区。中国是幅员辽阔、地区经济和学术发展不平衡的发展中国家，CSCO 指南需要兼顾地区发展差异、药物和诊疗手段的可及性及肿瘤治疗的社会价值三个方面。因此，CSCO 指南的制定，要求每一个临床问题的诊疗意见根据循证医学证据和专家共识度形成证据类别，同时结合产品的可及性和效价比形成推荐等级。证据类别高、可及性好的方案，作为 I 级推荐；证据类别较高、专家共识度稍低，或可及性较差的方案，作为 II 级推荐；临床实用，但证据类别不高的，作为 III 级推荐。CSCO 指南主要基于国内外临床研究成果和 CSCO 专家意见，确定推荐等级，以便于大家在临床实践中参考使用。CSCO 指南工作委员会相信，基于证据、兼顾可及、结合意见的指南，更适合我国的临床实际。我们期待得到大家宝贵的反馈意见，并将在指南更新时认真考虑、积极采纳合理建议，保持 CSCO 指南的科学性、公正性和时效性。

中国临床肿瘤学会指南工作委员会

目录

CSCO 诊疗指南证据类别

证据特征			CSCO 专家共识度
类别	水平	来源	
1A	高	严谨的 meta 分析、大型随机对照研究	一致共识 （支持意见 ≥ 80%）
1B	高	严谨的 meta 分析、大型随机对照研究	基本一致共识 （支持意见 60% ~ < 80%）
2A	稍低	一般质量的 meta 分析、小型随机对照研究、设计良好的大型回顾性研究、病例 - 对照研究	一致共识 （支持意见 ≥ 80%）
2B	稍低	一般质量的 meta 分析、小型随机对照研究、设计良好的大型回顾性研究、病例 - 对照研究	基本一致共识 （支持意见 60% ~ < 80%）
3	低	非对照的单臂临床研究、病例报告、专家观点	无共识，且争议大 （支持意见 < 60%）

CSCO 诊疗指南推荐等级

推荐等级	标准
I 级推荐	**1A 类证据和部分 2A 类证据** CSCO 指南将 1A 类证据，以及部分专家共识度高且在中国可及性好的 2A 类证据，作为 I 级推荐。具体为：适应证明确、可及性好、肿瘤治疗价值稳定，纳入《国家基本医疗保险、工伤保险和生育保险药品目录》的诊治措施
II 级推荐	**1B 类证据和部分 2A 类证据** CSCO 指南将 1B 类证据，以及部分在中国可及性欠佳，但专家共识度较高的 2A 类证据，作为 II 级推荐。具体为：国内外随机对照研究，提供高级别证据，但可及性差或者效价比不高；对于临床获益明显但价格较贵的措施，考虑患者可能获益，也可作为 II 级推荐
III 级推荐	**2B 类证据和 3 类证据** 对于某些临床上习惯使用，或有探索价值的诊治措施，虽然循证医学证据相对不足，但专家组意见认为可以接受的，作为 III 级推荐

CSCO 恶性血液病诊疗指南 2023
更新要点

1. 成人急性淋巴细胞白血病

    1.1　治疗前评估

注释："染色体微阵列分析[d]"增加"有非整倍体异常或核型分析失败的情况下，建议行染色体微阵列（CMA）/ 阵列 cGH 检测"。

    1.3　预后

成人 ALL 预后细胞遗传学分组参考 NCCN Version 1.2022. 标准。

1.4.1　费城染色体阴性急性淋巴细胞白血病

年龄分组界定值：由国内指南"60 岁"修改为"65 岁"，与国际指南一致。

诱导治疗："≥ 65 岁组"增加"奥加伊妥珠单抗 + Mini-CVD 方案"作为Ⅲ级推荐。

缓解后治疗：增加对"贝林妥欧单抗清除残留治疗"的注释。

增加"成人 ALL 危险度分层强调依据治疗前分子和细胞遗传学异常划分"的注释。增加"MRD 检测方法"的注释。

维持治疗：增加"建议使用基因组 DNA 确定患者 *TPMT* 基因型，以优化 6-MP 给药，尤其是在标准剂量下经历骨髓抑制的患者"。

1.4.2　费城染色体阳性急性淋巴细胞白血病

年龄分组界定值：由国内指南"60 岁"修改为"65 岁"，与国际指南一致。

缓解后治疗：修改"贝林妥欧单抗清残治疗后桥接异基因造血干细胞移植"作为Ⅰ级推荐。

1.4.4 复发难治急性淋巴细胞白血病

Ph+ALL TKI 药物选择增加"氟马替尼"作为Ⅰ类推荐。

Ph-ALL 中 B-ALL，推荐贝林妥欧单抗、奥加伊妥珠单抗调整为Ⅰ级。增加"获得缓解后桥接异基因造血干细胞移植"为Ⅰ级推荐。Ph+ALL 中 ABL 激酶突变状况推荐贝林妥欧单抗、奥加伊妥珠单抗为Ⅱ级。调整"嵌合抗原受体 T 细胞（CAR-T）"推荐级别为Ⅱ级。

2. 成人（<60岁）急性髓系白血病（非APL）

2.2 病理诊断及分型

预后分层中将"*SF3B1*、*U2AF1*、*SRSF2*、*ZRSR2*、*EZH2*、*BCOR*、*STAG2*"由Ⅱ级推荐调整为Ⅰ级推荐，将 NGS Ⅲ级推荐调整为Ⅱ级推荐。

2.4.2 细胞遗传学/分子遗传学指标危险度分级

预后良好组：将"*CEBPA* 双突变"修改为"*CEBPA bZIP* 框内突变"；注释增加"不良细胞遗传学异常 AML 伴 *NMP1* 突变归类为不良风险组""AML 伴 *CEBPA* 基因 BZIP 结构框内突变，单基因或双等位基因突变"。

预后中等组：注释将"C-kit D816 对 t（8；21）（q22；q22）、inv（16）（p13；q22）或 t（16；16）（p13；q22）具有预后影响"修改为"C-kit D816 对 *RUNX1*∷*RUNX1T1* 和 *CBFB*∷*MYH11* 白血病具有预后影响"。

预后不良组：增加"t（8；16）（p11；p13），t（3q26.2；v）"将"*RUNX1*（*AML1*）突变、*ASXL1* 突变"修改为"*RUNX1*（*AML1*）、*ASXL1*、*BCOR*、*EZH2*、*SF3B1*、*SRSF2*、*STAG2*、*U2AF1*、*ZRSR2* 突变"；

注释增加"复杂核型：≥3个不相关的染色体异常，且不存在其他类型定义的重现性遗传学异常；不包括具有三倍体以上但无结构异常的超二倍体核型"，将"这些异常如果发生于预后良好组时，不应作为不良预后标志"修改为"这些异常如果发生于 *RUNX1*∶∶*RUNX1T1* 和 *CBFB*∶∶*MYH11* 白血病时，不应作为不良预后标志"。

4. 复发难治性急性髓系白血病（非 APL）

4.4 复发难治 AML 治疗选择

1. 文字修改部分：将"分子表达谱"改为"二代基因测序（NGS）"。

2. 异基因造血干细胞移植由Ⅲ级推荐调整为Ⅱ级推荐。

3. 增加早期复发者（<12 个月）部分的Ⅲ级推荐"BCL2 抑制剂（维奈克拉）+ 强化疗（包括 FLAG ± IDA+ 维奈克拉，CLAG ± IDA+ 维奈克拉）"；≥60 岁患者 FLAG-IDA、CLAG ± IDA 剂量减少；支持治疗后面添加"≥60 岁患者可选择"。

4. 增加晚期复发者（>12 个月）部分的Ⅲ级推荐"BCL-2 抑制剂（维奈克拉）+ 强化疗（包括 FLAG ± IDA+ 维奈克拉，CLAG ± IDA+ 维奈克拉）；≥60 岁患者 FLAG ± IDA、CLAG ± IDA 剂量减少；最佳支持治疗后面添加"≥60 岁患者可选择"。

4.4.1 复发的治疗选择要按照复发时间和年龄来分层

1. 早期复发者（<12 个月）部分的 *IDH2* 突变 AML：enasidenib 和 CD33 阳性 AML：gemtuzumabozogamicin 作为Ⅲ级推荐（原来为Ⅱ级推荐）；支持治疗增加"最佳"。

2. 晚期复发者（>12 个月）部分的 *IDH2* 突变 AML：enasidenib 和 CD33 阳性 AML：gemtuzumabozogamicin 作为Ⅲ级推荐（原来为Ⅱ级推荐）；支持治疗增加"最佳"。高剂量阿糖胞苷（如果既往未使用过）± 蒽环类药物修改为"高剂量阿糖胞苷（如果既往未使用过）± IDA/DNR/mitox"。

3. 【注释】部分：将 Ara-C 1~3g/m^2，q.12h.，d1、d3、d5、d7 修改为 "Ara-C 1~2g/m^2，q.12h.，d1、d3、d5；联合 DNR 45mg/m^2 或 IDA 10mg/m^2、d2、d4、d6 或 mitox 或 VP16"。将 Ara-C 3g/m^2，q.12h.，d1~3 修改为 "Ara-C 3g/m^2，q.12h.，d1、d3、d5 或 d1~3"。

4.4.3　复发难治性 AML 的靶向药物治疗

1. 文字修改部分：将"唯可来"改为"维奈克拉"。

2. 增加：（3）IDH1 抑制剂：艾伏尼布是针对异柠檬酸脱氢酶 -1（IDH1）突变的靶向口服抑制剂，单药治疗复发难治伴 *IDH1* 突变的 AML 缓解率为 30%~40%。2018 年 7 月 20 日美国 FDA 批准艾伏尼布（ivosidenib）500mg q.d. 用于伴 *IDH1* 突变的复发 / 难治性 AML 患者的治疗。中国国家药品监督管理局于 2022 年 2 月 9 日批准该药上市用于伴 *IDH1* 突变的复发 / 难治性 AML。

3. 将"（3）IDH1/2 抑制剂：目前在中国尚未上市"修改为"（4）IDH2 抑制剂：目前在中国尚未上市"。

5. 急性早幼粒细胞白血病

5.4.1　基于预后分层治疗部分，把原推荐的方案 6 放到 II 级推荐并改成方案 5，原来的推荐方案 5 改成 6。

5.4.3　附录：治疗方案汇总中也相应将方案 5 和 6 调换。

6. 慢性淋巴细胞白血病

"诊断"部分注释中增加了 CLL 免疫表型积分系统。

6.4 治疗

初治患者有治疗指征、无 del（17p）/*TP53* 基因突变、存在严重伴随疾病（CIRS 评分 >6 分）的"苯丁酸氮芥 + 利妥昔单抗 / 奥妥珠单抗"由Ⅰ级推荐降到Ⅱ级推荐，"阿可替尼 ± 奥妥珠单抗"由Ⅲ级推荐升到Ⅱ级推荐。

初治患者有治疗指征、无 del（17p）/*TP53* 基因突变、无严重伴随疾病（CIRS 评分 ≤6 分）的"氟达拉滨 + 环磷酰胺 + 利妥昔单抗，用于 *IGHV* 有突变，且小于 65 岁"和"苯达莫司汀 + 利妥昔单抗，用于 *IGHV* 有突变，且 65 岁及以上"由Ⅰ级推荐降到Ⅱ级推荐，"阿可替尼 ± 奥妥珠单抗"由Ⅲ级推荐升到Ⅱ级推荐。

初治患者有治疗指征、有 del（17p）/*TP53* 基因突变的Ⅱ级推荐中增加"奥布替尼"；Ⅱ级推荐中增加"阿可替尼 ± 奥妥珠单抗"。

复发难治患者有治疗指征、无 del（17p）/*TP53* 基因突变、存在严重伴随疾病（CIRS 评分 >6 分）的"阿可替尼 ± 奥妥珠单抗"由Ⅱ级推荐升到Ⅰ级推荐，Ⅱ级推荐中增加"PI3K 抑制剂"。

复发难治患者有治疗指征、无 del（17p）/*TP53* 基因突变、无严重伴随疾病（CIRS 评分 ≤6 分）的"阿可替尼 ± 奥妥珠单抗"由Ⅱ级推荐升到Ⅰ级推荐，Ⅱ级推荐中增加"PI3K 抑制剂"。

复发难治患者有治疗指征、有 del（17p）/*TP53* 基因突变的"阿可替尼 ± 奥妥珠单抗"由Ⅱ级推荐升到Ⅰ级推荐，Ⅱ级推荐中增加"PI3K 抑制剂"。

增加了"组织学进展"的内容。

7. 慢性髓系白血病

7.3.1　分期：更新为 WHO 2022 版标准。

增加 7.8　老年。

8. 多发性骨髓瘤

病史采集和体格检查：体能状态评估，年龄大于 65 岁患者增加 GA 评分

实验室检查：尿固定电泳（2 类），血重轻链（Hevylite）（3 类）

骨骼检查：PET/MRI（3 类）

MRD 检测：增加 IgL V 区 VDJ 重排谱系检测

诊断标准：明确了巨灶性骨髓瘤诊断标准

预后评估：增加了 R^2-ISS 标准及 MASS 标准积分预后分层

孤立性浆细胞瘤治疗：增加软组织浆细胞瘤手术治疗

适合移植治疗方案，调整证据等级：卡非佐米 + 来那度胺 + 地塞米松（1 类）；达雷妥尤单抗 + 硼替佐米 + 来那度胺 + 地塞米松（1 类）；达雷妥尤单抗 + 硼替佐米 + 沙利度胺 + 地塞米松（1 类）；达雷妥尤单抗 + 卡非佐米 + 来那度胺 + 地塞米松（1 类）；硼替佐米 + 地塞米松（2 类）；来那度胺 + 地塞米松（2 类）

复发难治治疗：将 DECP 调整为 II 级推荐；增加抗 BCMA-CD3 双抗作为 III 级推荐。

干细胞动员：依托泊苷 +G-CSF（1 类）；环磷酰胺 +G-CSF（1A 类）

预处理：增加"年龄>65 岁或伴有肾功能不全者，美法仑可以适当减量，但不应小于 $140mg/m^2$。"

疾病进展指标：文字修订。

支持治疗：肾功能不全增加地舒单抗抗骨病应用。

10. 原发性系统性淀粉样变性

实验室检查：增加肌钙蛋白 T（TnT），尿固定电泳；删除垂体功能检测；增加 2023 NCCN 指南轻链型淀粉样变性预后分期系统。

11. 华氏巨球蛋白血症

11.1 治疗前评估

基因及细胞遗传学：Ⅱ级推荐更改为"NGS 检测，包括 *MYD88*、*CXCR4*、*TP53*、*ATM*、*ARID1A*、*TBL1XR1*、*TRRAP* 等"。

11.4.2 一线治疗选择

更新：Ⅰ级推荐：BR：苯达莫司汀 + 利妥昔单抗（R）；BDR：硼替佐米 + 地塞米松 +R；伊布替尼单药或伊布替尼 + R；RCD：R + 环磷酰胺 + 地塞米松；泽布替尼单药。Ⅱ级推荐：苯达莫司汀硼替佐米 ±R；硼替佐米 + 地塞米松；卡非佐米 + R + 地塞米松；克拉屈滨 ±R；苯丁酸氮芥 ±R；氟达拉滨 ±R；FCR：氟达拉滨 + 环磷酰胺 +R；IRD：伊沙佐米 + R + 地塞米松

12. 骨髓增生异常综合征

12.1 治疗前评估

病史询问：增加"建议监测红细胞输注数量"。

实验室检查："促甲状腺激素（TSH）、乳酸脱氢酶（LDH）"由Ⅱ级推荐调整为Ⅰ级推荐。增加"对需要慢性红细胞输注的患者，应定期检测相关的器官功能障碍（心脏、肝脏和胰腺）的实验室指标"为Ⅱ级推荐。

影像学检查：增加"T2*WI 磁共振成像（MRI），心、肝和胰腺脏器铁含量的定量评估"的病患

群体"对需要慢性红细胞输注的患者，应定期检测"推荐；修改"心、肝脏铁过载评估"为"心、肝和胰腺脏器铁含量的定量评估"。

更正正文中注角"e"~"i"顺序错误。

更正注释 i "GAGA2 缺乏综合征"为"GATA2 缺陷综合征"；"端粒生物紊乱"为"端粒生物疾病"；增加"年龄 <40 岁的怀疑为环状铁粒幼红细胞贫血（MDS-RS）患者需考虑与先天性环状铁幼粒细胞性贫血（CSA）相鉴别"。

更正"MDS 中常见的基因突变类型"附表中 *DNMT3A* 密码子"S741"为"A741"，"R739"为"H739"。*SETBP1* 临床意义中增加"aCML"及"24%"。

增加 *UBA1* 基因突变。

12.2.1　MDS 的最低诊断标准

注释 b：血细胞减少定义由"当地机构定义的参考值"改为"低于基于不同年龄、性别、种族和海拔标准设置的本地实验室参考值"。

注释 c：修改文字表述。

12.3.3　WHO 2022 修订分型

增加 WHO 2022 修订分型。

12.4　治疗

增加"12.4.1 基于预后（危险度）分层治疗"条目。

删除"有症状原始细胞增多"。

"较高危组"中"不适合骨髓移植或无合适供者"Ⅰ级推荐优选"临床试验"增加注释 k；去甲

基药物间增加优先选择推荐改为"首选推荐：阿扎胞苷，其他推荐：地西他滨"。

"复发或无反应"条目改"复发、进展或无反应"。

注释a：分层治疗的预后分组推荐按照IPSS-R。

注释c：增加"IST包括ATG±环孢素±艾曲泊帕。此外，对于严重的血小板减少症，可以考虑单独使用艾曲泊帕"。

注释f：增加："在一些移植中心，桥接治疗后未能达原始细胞<5%的患者不应排除继续进行移植，因为这些患者仍从移植中得到生存获益"。

注释i：增加"对于部分MDS-EB2患者，可以考虑AML样治疗，特别是在较年轻的患者。此外，在有某些AML细胞遗传学异常的患者中，AML的诊断可能低于20%（见急性髓系白血病指南）"。

增加12.4.2　附录：治疗方案汇总条目

（1）支持治疗2）抗感染治疗中修正为"但在患者开始治疗时可考虑预防，根据当地医院的指南"。

（1）支持治疗5）细胞因子治疗中增加："对ESAs疗效评价无反应是指血红蛋白治疗6~8周后未达15g/L的升高或未降低红细胞的输注需求，同时若判断为治疗无反应，前提需保证充分的铁储备"。

（1）支持治疗6）粒系集落刺激因子（G-CSF）：增加"1~2mg/kg，每周分次皮下注射"。

（1）更正条目编号。

（2）免疫调节剂治疗：增加"有反应继续并减少至耐受剂量"。

（4）修改推荐用法："罗特西普：推荐用法：起始剂量，1.0mg/kg，每3周一次，皮下注射。

每 2 个连续剂量（6 周）评估无红细胞输血依赖改善，依次增加剂量至 1.33mg/kg 及 1.75mg/kg，连续 3 个 1.75mg/kg 连续剂量（9 周）后未减少红细胞输注量，提示无效中断治疗。每次治疗前血红蛋白 ≥ 115g/L（无红细胞输注）暂停治疗，当 Hb<110g/L 再次启动，每 3 周评估，血红蛋白相对增高 >20g/L（无红细胞输注），按 1.75 → 1.33 → 1.0 → 0.8 → 0.6mg/kg 减量维持直至血液学缓解而停止。"

（7）异基因造血干细胞移植：新增"建议有合适的供者（HLA 全相合同胞或非亲缘供体，HLA 半相合家族成员或脐带血）的异基因 HSCT 候选者早期转诊进行移植评估，以便有效地进行移植。"

（8）小分子靶向药物：新增"目前维奈克拉与阿扎胞苷联合治疗 MDS 的Ⅲ期临床研究（Verona）中，维奈克拉推荐用法为 400mg×14 天，口服，28 天为 1 个疗程"。

12.5 预后评估

增加 12.5.4 分子国际预后积分系统（IPSS-M）

增加分子国际预后评分系统（IPSS-M）的预后因素

12.6 疗效评价

（二）细胞遗传学反应"完全反应"和"部分反应"修订为"主要反应"和"轻微反应"。

增加注释 a~ 注释 c

参考文献

增加文献【10】

增加文献【28】

13. 真性红细胞增多症

治疗前评估：调整为 PV、ET 和 PMF 通用，骨髓活检长度 1.5cm，驱动基因和非驱动基因均调整为"Ⅰ级推荐"。

诊断注释，"对于骨髓抽取困难的患者，可以选择外周血进行基因检查"更改为"原则上，优先选择外周血进行基因检查"。

一线分层治疗："干扰素 -α"改为"（聚乙二醇）干扰素 α"。

治疗注释：增加"近年来研究发现 *JAK2* 拷贝数、白细胞和血小板增多可能也是独立的预后不良因素，因此，治疗目标有可能进一步提高到血液学完全缓解，也可以争取分子生物学缓解（参考骨髓纤维化的疗效标准）。"

14. 原发性血小板增多症

治疗前评估参考 PV，按照修订版 IPSET- 血栓预测分层治疗。增加低 / 中危患者降细胞治疗指征。

15. 原发性骨髓纤维化

治疗前评估参考 PV。

一线分层治疗："经颈内静脉肝内门体分流术（TIPS）"改为"经颈内静脉肝内门体分流术（TIPS），需要长期抗凝和抗血小板治疗"。

16. CD19 CAR-T 治疗 B 细胞恶性肿瘤

16.1 适应证

在经二线以上治疗复发/难治弥漫大 B 细胞淋巴瘤前增加"经一线治疗后难治或一年内复发以及"。在 BTK 抑制剂治疗失败的复发难治慢性淋巴细胞白血病 / 小 B 细胞淋巴瘤后增加"或 Richter 综合征"。

新增"复发/难治原发/继发中枢神经系统（B细胞）淋巴瘤（2B类，Ⅲ级推荐）"。

新增【注释】a 赫基仑赛注射液拟获批，用于治疗18岁以上成人复发/难治急性B淋巴细胞白血病（r/r B-ALL）患者。b 中枢B细胞淋巴瘤患者接受CAR-T细胞治疗，应选择合适时机谨慎进行，仍有严重中枢毒性、脑水肿风险。

16.2 治疗前评估

实验室检查：增加CRP。

注释增加（4）CAR-T前炎症指标的基线水平：细胞因子，铁蛋白，C反应蛋白。

16.3 治疗

增加：桥接治疗Ⅲ级推荐：放疗，抗体（如polatuzumab），小分子靶向药，化疗等。

预处理：增加Ⅱ级推荐：苯达莫司汀70mg/（$m^2 \cdot d$）d1~3 环磷酰胺30mg/（$m^2 \cdot d$）d1~3 或苯达莫司汀90mg/（$m^2 \cdot d$）d1~2。

增加：预防用药中，"左乙拉西坦500mg/次，1次/12h"作为Ⅱ级推荐；"复方磺胺甲噁唑片0.96g/次，1次/12h，2d/周；HBsAg阳性或HBV-DNA阳性者应口服核苷类似物预防"作为Ⅲ级推荐。

注释增加：预防用药在CAR-T产品回输当天开始服用。慢性乙肝感染者以及HBsAg阴性/HBcAb阳性康复者，应口服核苷类似物预防，首选强效且低耐药的恩替卡韦、富马酸替诺福韦酯（TDF）或富马酸丙酚替诺福韦。

16.5 治疗相关不良反应

16.5.1 炎症因子释放综合征（CRS）分级及处理

注释增加：且需警惕CRS期合并巨噬细胞活化综合征/噬血细胞综合征（铁蛋白>5 000ng/ml，

合并血细胞减少和发热，如同时存在 3 级或以上转氨酶 / 胆红素升高或肌酐升高或肺水肿即可诊断），如出现可考虑采用 0.5~1g 甲泼尼龙冲击治疗，酌情考虑加用芦可替尼。

16.5.2　中枢神经毒性分级及处理

注释增加：c 如患者进入 CRS 期或出现神经毒性（回输后 1~2 周），应每日进行神经毒性评估。

1 成人急性淋巴细胞白血病

急性淋巴细胞白血病（ALL）是一类异质性很大的血液恶性疾病，特征是骨髓、外周血和其他器官中未成熟淋巴细胞异常增殖、浸润。ALL 占成人急性白血病的 20%~30%，包括 B-ALL，T-ALL。"Burkitt 淋巴瘤 / 白血病"已归入成熟 B 淋巴细胞肿瘤，请参照相关指南。

1.1　治疗前评估

	Ⅰ级推荐	Ⅱ级推荐	Ⅲ级推荐
病史和体格检查	病史：发病症状、既往放、化疗史；白血病家族史；其他 体格检查：肝、脾、淋巴结、胸骨压痛、神经系统、睾丸		
实验室检查	血常规、外周血涂片细胞形态学分析，尿常规、便常规、生化全项、DIC 筛查全项、感染筛查	脑脊液检测 a	
骨髓形态学检查	骨髓穿刺涂片，骨髓活检，组织活检 b		
免疫学检查	白血病细胞多参数流式细胞术（MPFC）免疫表型分析 c		

治疗前评估（续）

	Ⅰ级推荐	Ⅱ级推荐	Ⅲ级推荐
细胞遗传学检查	骨髓细胞 G 带染色体核型分析	FISH 染色体微阵列分析 [d]	
分子生物学检查	RT-PCR 检测 ALL 相关融合基因 [e] HLA 配型 [f]	NGS 检测 [g] RNAseq [h]	
影像学检查	CT/MRI [i] 浅表淋巴结超声，腹部超声，心电图、心脏超声检查	PET/CT [j]	

【注释】

a 高度怀疑中枢神经系统侵犯的患者须接受脑脊液的检测，包括细胞、生化、流式细胞分析。

b 如患者出现髓外浸润，需取组织活检进行相关检测。

c 选用的 MPFC panel 必须足以区分 AML、T-ALL 和 B-ALL。

d 患者需接受全面的细胞遗传学分析，包括染色体核型分析，必要时荧光原位杂交（FISH）检查。有非整倍体异常或核型分析失败的情况下，建议行染色体微阵列（CMA）/阵列 cGH 检测。

e RT-PCR 仅能检测已知的常见融合基因异常，如 *BCR::ABL1* 及某些 Ph-like ALL 的融合基因、

成人急性淋巴细胞白血病

KMT2A（MLL）基因重排等。

f　考虑造血干细胞移植的患者应进行 HLA 配型。

g　推荐患者接受 NGS 检测，以帮助其诊断、预后分析及治疗方案的选择。

h　*BCR*∷*ABL* 阴性的 B-ALL 患者，有条件者建议行 RNAseq 检测，筛查其他 Ph 阴性 ALL 亚型及 Ph-likeALL 转录组基因异常。

i　患者伴神经系统症状，可行头部 CT/MRI 检测。

j　患者伴淋巴结或髓外组织受累，可行 PET/CT 检查。

1.2　诊断

急性淋巴细胞白血病依据骨髓细胞形态学和多参数流式细胞术（MPFC）免疫表型分析可明确诊断。骨髓形态学最低诊断标准为骨髓中原始/幼稚淋巴细胞比例 ≥ 20%。MPFC 免疫表型最低诊断标准参考 1995 年欧洲白血病免疫学分型协作组（EGIL）标准。ALL 各亚型及混合表型急性白血病的确定参照 WHO 2016 年版造血及淋巴组织肿瘤分类标准。

1.3　预后

ALL 诊断确立后，应根据具体分型、预后分组采用规范化的分层治疗策略。非遗传学因素预后分组参考 Gökbuget 标准，细胞遗传学分组参考 NCCN Version 1.2022. 标准。

成人 ALL 预后危险度分组（非遗传学因素）

	预后好	预后差	
		B-ALL	**T-ALL**
诊断时白细胞 /（$\times 10^9 \cdot L^{-1}$）	<30	>30	>100
免疫表型	胸腺 T	早期前 B（CD10$^-$） 前体 B（CD10$^-$）	早期前 T（CD1a$^-$，sCD3$^-$） 成熟 T（CD1a$^-$，sCD3$^+$）
治疗达 CR 时间	早期	较晚（>3~4 周）	
CR 后 MRD	阴性<10^{-4}	阳性>10^{-4}	
年龄	<35 岁	≥35 岁	
其他因素	依从性，耐受性及多药耐药，药物代谢多态性等		

NCCN 2022 年 B-ALL 预后危险度分组（细胞遗传学因素）

危险度分组	细胞遗传学
低危	超二倍体（51~65 条染色体）
	伴 4、10 或 17 号染色体三体的患者有较好的预后
	t（12；21）（p13；q22）：ETV6::RUNX1
高危	亚二倍体（<44 条染色体）
	KMT2A 重排：t（4；11）或其他
	t（v；14q32）/IgH
	t（9；22）（q34；q11.2）：*BCR::ABL1*（在 TKI 前时代定义为高危）
	复杂染色体核型异常（>5 种染色体核型异常）
	BCR::ABL1 样（Ph 样）ALL
	JAK-STAT（*CRLF2r，EPORr，JAK1/2/3r，TYK2r；SH2B3，IL7R，JAK1/2/3* 突变）
	ABL 类基因重排：*ABL1、ABL2、PDGFRA、PDGFRB、FGFR*
	其他（*NTRKr，FLT3r，LYNr，PTL2Br*）
	21 号染色体内部扩增（iAMP21）
	t（17；19）：*TCF3::HLF* 融合基因阳性
	IKZF1 基因大片段缺失突变

1.4　治疗

急性淋巴细胞白血病的治疗包括诱导治疗、缓解后治疗（巩固强化治疗和维持治疗、造血干细胞移植）、难治／复发 ALL 的治疗、中枢神经系统白血病的防治。近年来，随着对 ALL 分子遗传学和发病机制更深入的认识，根据疾病危险度分层治疗，监测微小残留病（MRD）指导治疗，以及靶向药物、免疫治疗的问世，ALL 患者的疗效、生存结果和治愈率已显著提高。

1.4.1 费城染色体阴性急性淋巴细胞白血病

1.4.1.1 诱导治疗

分型	分层	I级推荐	II级推荐	III级推荐
B-ALL	年龄<40岁	多药联合化疗方案（优先选择儿童特点方案）	多药联合化疗（VDP/VDCP/VDLP/VDCLP）方案（CD20阳性者可联合抗CD20单抗）	参加临床研究
	年龄≥40岁，<65岁	多药联合化疗方案（CD20阳性者可联合抗CD20单抗）	参加临床研究	
	年龄≥65岁	VDP/VP方案（CD20阳性者可联合抗CD20单抗）	参加临床研究	奥加伊妥珠单抗+Mini-CVD方案
T-ALL	non-ETP型	Hyper-CVAD/MA方案	VDP/VDCP/VDLP/VDCLP方案	参加临床研究
	ETP型	VDCP/VDCLP方案	参加临床研究	

【注释】

（1）儿童特点方案（pediatric-inspired regimens）指成人 ALL 患者采用儿童 ALL 的临床治疗方案和模式，其特点是化疗强度和周期的加强以及门冬酰胺酶足量的使用，用于 40 岁以下成人 ALL 患者。

（2）多药联合化疗（VDP/VDCP/VDLP/VDCLP/）方案

长春新碱（VCR）：2mg，静脉注射，d1、d8、d15、d22。

柔红霉素（DNR）：30~45mg/（$m^2 \cdot d$）或去甲氧柔红霉素（IDA）6~10mg/（$m^2 \cdot d$），或

米托蒽醌（MIT）：6~10mg/（$m^2 \cdot d$），d1、d8、d15、d22；也可以连续 3 天，第 1、3 周或仅第 1 周用药。

泼尼松（Pred）：60mg/（$m^2 \cdot d$），口服，d1~28。

VDP 方案构成 ALL 基本诱导治疗方案，在此基础上加入门冬酰胺酶（或培门冬酶）和 / 或环磷酰胺组成 VDLP，VDCP，VDCLP 方案。

L-门冬酰胺酶（L-ASP）：6 000IU/m^2，d12、d15、d18、d21、d24、d27。

环磷酰胺（CTX）：600mg/m^2，静脉滴注，d1、d15。

（3）Hyper-CVAD/MA 方案，该方案分为 A、B 两个阶段。

方案 A（第 1、3、5、7 疗程）

环磷酰胺（CTX）：300mg/m^2，静脉滴注，q.12h.，d1、d2、d3。

长春新碱（VCR）：2mg，静脉滴注，d4、d11。

阿霉素（ADM）：50mg/m^2，静脉滴注，d4。

地塞米松（DEX）：40mg/d，静脉滴注或口服，d1~4，d11~14。

甲氨蝶呤（MTX）：12mg，鞘内注射，d2。

阿糖胞苷（Ara-C）：70mg，鞘内注射，d7。

方案 B（第 2、4、6、8 疗程）

甲氨蝶呤（MTX）：$1g/m^2$，d1，持续静脉滴注 24 小时。

四氢叶酸钙：$25mg/m^2$，静脉滴注，q.6h.，MTX 用药后 12 小时开始解救，至血药浓度水平低于 0.1Mm。

阿糖胞苷（Ara-C）：$3g/m^2$，持续静脉滴注 2 小时，q.12h.，d2、d3。

G-CSF $5\mu g/kg$，皮下，q.12h.，化疗完成后 24 小时开始使用。

（4）CD20 表达阳性的 B-ALL，加入抗 CD20 单抗可提高疗效。常用利妥昔单抗 $375mg/m^2$，整合入 Hyper-CVAD 或其他多药联合化疗方案前 1 天。也可使用其他抗 CD20 的单抗。

（5）白细胞计数 $\geq 30 \times 10^9/L$，或者肝脾、淋巴结肿大明显；或有发生肿瘤溶解特征的患者应进行预治疗，以防止肿瘤溶解综合征的发生。常用糖皮质激素（如泼尼松或地塞米松），按泼尼松 1mg/（kg·d）口服或静脉使用，也可以联合环磷酰胺 [$200mg/（m^2·d）$] 静脉滴注，连续 3~5 天。

（6）疗程第 28 天复查骨髓，评估疗效。

（7）成人急性淋巴细胞白血病是一个异质性很强的疾病群，随着分子生物学诊断技术的发展，疾病亚群分型更加细化，分子靶向药物和免疫治疗药物也不断问世，治疗方法不断改进，故对有条件和意愿的患者，鼓励参加临床研究。

1.4.1.2　缓解后治疗

强调按照疾病分子和细胞遗传学异常危险度和微小残留病（MRD）检测结果分层治疗，包括巩固治疗、维持治疗。

分型	分层	Ⅰ级推荐	Ⅱ级推荐	Ⅲ级推荐
低危组，MRD 持续阴性	年龄<65 岁	多药联合化疗方案巩固治疗后进入维持治疗	异基因造血干细胞移植（有合适供者）	自体造血干细胞移植（巩固治疗后）
	年龄 ≥ 65 岁	多药联合化疗方案巩固治疗后进入维持治疗	参加临床研究	
高危组，或 MRD 阳性	年龄<65 岁	异基因造血干细胞移植（HLA 相合供者或替代供者）或贝林妥欧单抗清除残留治疗后桥接异基因造血干细胞移植	参加临床研究	
	年龄 ≥ 65 岁	多药联合化疗方案巩固治疗后进入维持治疗或贝林妥欧单抗清除残留治疗后进入维持治疗	参加临床研究	

成人急性淋巴细胞白血病

【注释】

（1）成人 ALL 危险度分层强调依据治疗前分子和细胞遗传学异常划分。

（2）缓解后应定期（至少每 3 个月 1 次）进行微小残留病（MRD）监测，用于指导治疗。方法有实时定量聚合酶链反应（RQ-PCR）测定免疫球蛋白（Ig）基因、T 细胞受体（TCR）基因重排；逆转录酶定量 PCR（RT-qPCR）测定融合基因（如 *BCR::ABL1*）；和 NGS 测序检测 *Ig* 和 *TCR* 基因座中的融合基因或克隆重排（不需要特异性引物）；流式细胞术 MRD 分析。

（3）缓解后强化巩固治疗给予多药联合多疗程化疗，药物组合应包括诱导治疗使用的药物。通常用 1~2 个疗程的再诱导方案，2~4 个疗程的 HD-MTX，以及含 Ara-C、L-ASP 的方案。缓解后 6 个月参考诱导治疗方案予再诱导强化一次。

（4）HD-MTX 方案：MTX 1~3.0g/m^2（用于 B-ALL、T-ALL 可用到 5g/m^2）。应用 HD-MTX 时应使用甲酰四氢叶酸钙解救，争取进行血清 MTX 浓度监测，至血清 MTX 浓度<0.1μmol/L 或低于 0.25μmol/L。

（5）含 Ara-C 为基础的方案：Ara-C 可以为标准剂量分段联合应用（如 CTX、Ara-C、6- 巯嘌呤为基础的方案）或中大剂量 Ara-C 为基础的方案。

（6）含 L-ASP 的方案：包括大肠杆菌或欧文氏菌来源的门冬酰胺酶或培门冬酰胺酶。

（7）年龄<40 岁的患者，应参考儿童 ALL 缓解后治疗方案的设计。

（8）造血干细胞移植：有异基因造血干细胞移植（Allo-SCT）适应证和供体的患者在一定的巩固强化治疗后应尽快移植（特别是高危组患者），建议在移植前进行清除 MRD 治疗，尽可能达到 MRD 阴性。无合适供体的低危组患者（MRD 阴性）可以考虑在充分巩固强化治疗后进行自体干细胞移植（Auto-SCT），Auto-SCT 后的患者应继续给予一定的维持治疗。

（9）贝林妥欧单抗：28μg/d，持续静脉输注 28 天。每疗程之间歇 2 周，最大 5 疗程。尽管贝林妥欧抗体治疗后长期缓解是可能的，但建议行异基因造血干细胞移植作为巩固治疗。

（10）维持治疗的基本方案：6- 巯基嘌呤（6-MP）60~75mg/m^2，每日一次，MTX 15~20mg/m^2，每周一次。可以用硫鸟嘌呤（6-TG）替代 6-MP。维持治疗既可以在完成巩固强化治疗之后单独连续使用，也可与强化巩固方案交替序贯进行。自取得 CR 后总的治疗周期至少 3 年。建议使用基因组 DNA 确定患者 *TPMT* 基因型，以优化 6-MP 给药，尤其是在标准剂量下经历骨髓抑制的患者。

1.4.2　费城染色体阳性急性淋巴细胞白血病

诱导缓解治疗

分层	Ⅰ级推荐	Ⅱ级推荐	Ⅲ级推荐
年龄<65 岁	TKI 抑制剂 +VDP/VP 方案	TKI 抑制剂 +Hyper-CVAD 方案	TKI 抑制剂 + 贝林妥欧单抗参加临床研究
年龄≥65 岁，或有严重合并症	TKI 抑制剂 +VP 方案 TKI 抑制剂 + 泼尼松	TKI 抑制剂 + 贝林妥欧单抗参加临床研究	

【注释】

（1）Ph+ALL 诱导化疗治疗基础方案为 VDP，可以不再应用 L-ASP。自确诊之日起应考虑联合应用酪氨酸激酶抑制剂（TKIs），最常用的 TKI 药物推荐：伊马替尼（IM）400~600mg/d；或达沙替尼（DAS）100~140mg/d；也可使用尼罗替尼（NE）400mg，每日两次；或氟马替尼（FM）400~600mg/d，或泊那替尼（PN）30~45mg/d，奥雷巴替尼（OL）40mg，q.o.d.。北美常用 TKIs 联合 Hyper-CVAD 化疗，多用于年轻患者。何种 TKIs 一线治疗最优尚无定论，但 2 代、3 代 TKIs 可能获得更好和更深的分子生物学缓解。

（2）TKIs 应持续服用。若粒细胞缺乏（中性粒细胞绝对值 $<0.2 \times 10^9/L$）持续时间超过 1 周，出现感染、发热等并发症时，可以临时停用 TKIs。

（3）随着免疫治疗药物的问世，Ph+ALL "无化疗" 治疗模式正在兴起，鼓励参加临床研究。

（4）诱导治疗第 28 天复查骨髓，评估疗效。包括骨髓形态学、*BCR::ABL* 融合基因定量、流式细胞学检测微小残留病。

缓解后治疗：

定期（至少每 3 个月 1 次）监测骨髓形态学、*BCR::ABL* 融合基因定量、流式细胞 MRD 分析。按照患者年龄、疾病分子遗传学异常危险度和微小残留病（MRD）检测结果分层。

分型	分层	Ⅰ级推荐	Ⅱ级推荐	Ⅲ级推荐
MRD 持续阴性	年龄<65 岁	异基因造血干细胞移植（有合适供者）	自体造血干细胞移植（巩固治疗后）	参加临床研究
	年龄≥65 岁	TKI 抑制剂联合化疗方案巩固治疗后进入维持治疗	参加临床研究	
MRD 阳性	年龄<65 岁	贝林妥欧单抗清除残留治疗后桥接异基因造血干细胞移植（HLA 相合供者或替代供者）	参加临床研究	
	年龄≥65 岁	TKI 抑制剂联合化疗方案巩固治疗后进入维持治疗	贝林妥欧单抗治疗后进入维持治疗	参加临床研究

【注释】

（1）根据分子生物学背景，Ph+ALL 是一类预后差、高危的疾病亚型，异基因造血干细胞移植是缓解后治疗的首选。有合适供者的患者可选择异基因造血干细胞移植，移植后可以用 TKI 维持。

（2）无合适供者、*BCR::ABL* 融合基因转阴性者（尤其是 3~6 个月内转阴性者），可以考虑自体造血干细胞移植，移植后予 TKI 维持。

（3）无合适供者，继续 TKI 为基础的维持治疗（可以联合 VCR、糖皮质激素，或 6- 巯基嘌呤、甲氨蝶呤和干扰素 α），至 CR 后至少 3 年。

（4）有供者，但 MRD 阳性患者，可用贝林妥欧单抗治疗使 MRD 转阴后桥接异基因造血干细胞移植。

（5）新一代 TKIs（特别是 3 代）可能获得更深层分子生物学缓解，免疫抗体药物贝林妥欧单抗对 MRD 转阴有明显的作用，Ph+ALL "无化疗" 治疗模式值得探索，鼓励参加临床研究。

1.4.3 中枢神经系统白血病的诊断、预防和治疗

中枢神经系统白血病（CNSL）是急性淋巴细胞白血病复发的主要根源之一，严重影响白血病的疗效。CNS 预防和治疗的目的是清除 "庇护所" 内的白血病细胞，预防中枢神经系统疾病复发。

CNSL 诊断标准	脑脊液白细胞计数 $>0.005 \times 10^9/L$（5 个 /ml）
	脑脊液流式细胞分析检测在 CNSL 中的诊断意义尚无一致意见，但出现阳性应按 CNSL 对待
CNSL 状态分类	CNS-1：白细胞分类无原始淋巴细胞（不考虑脑脊液白细胞计数）
	CNS-2：脑脊液白细胞计数 <5 个 /ml，可见原始淋巴细胞
	CNS-3：脑脊液白细胞计数 ≥5 个 /ml，可见原始淋巴细胞

【注释】

（1）CNSL 的预防：任何类型的成人 ALL 均应强调 CNSL 的早期预防，并贯穿于 ALL 整体治疗的全过程。预防措施：①鞘内化疗；②放射治疗；③大剂量全身化疗。

鞘内化疗应注意掌握时机，可以在外周血已没有原始细胞、血细胞计数安全水平后行腰穿。鞘内注射常用药物为 MTX 10~15mg/ 次或 MTX+Ara-C 30~50mg/ 次 + 地塞米松三联（或两联）用药。鞘注次数一般应达 6 次以上，高危组患者可达 12 次以上。鞘注频率一般不超过 2 次 / 周。18 岁以上的高危组患者或 35 岁以上的患者可进行预防性头颅放疗，放疗一般在缓解后巩固化疗期或维持治疗时进行。预防性照射部位为单纯头颅，总剂量 1.8~2.0Gy，分次完成。

（2）CNSL 的治疗：确诊 CNSL 的患者，先行鞘内注射化疗，MTX 10~15mg/ 次 +AraC 30~50mg/ 次 + 地塞米松三联（或两联）鞘内注射，2 次 / 周，直至脑脊液正常；以后每周 1 次，4~6 周。也可以在鞘内注射化疗至脑脊液白细胞数正常、症状体征好转后再行放疗（头颅 + 脊髓放疗）。头颅放疗剂量 2.0~2.4Gy、脊髓放疗剂量 1.8~2.0Gy，分次完成。进行过预防性头颅放疗的患者原则上不进行二次放疗。

成人急性淋巴细胞白血病

1.4.4 复发难治急性淋巴细胞白血病

分型	分层	Ⅰ级推荐	Ⅱ级推荐	Ⅲ级推荐
Ph-ALL	B-ALL 分子突变特征 检测	参加临床研究 联合免疫靶向治疗 贝林妥欧单抗 奥加伊妥珠单抗 获得缓解后桥接异基因 造血干细胞移植	联合分子靶向治疗（Ph-like ALL） 嵌合抗原受体T细胞（CAR-T）	
	T-ALL 分子突变特征 检测	参加临床研究 获得缓解后桥接异基因 造血干细胞移植	奈拉滨 联合分子靶向治疗（ETP-ALL）	
Ph+ALL	ABL激酶突变 状况	调整TKI药物达沙替尼、 尼罗替尼、氟马替尼、 泊那替尼、奥雷巴替尼 获得缓解后桥接异基因 造血干细胞移植	参加临床研究 联合分子靶向治疗 联合免疫靶向治疗 贝林妥欧单抗 奥加伊妥珠单抗 嵌合抗原受体T细胞（CAR-T）	

【注释】

（1）成人难治复发 ALL 的治疗目前无统一意见，鼓励患者参加临床试验。

（2）既往化疗强度较弱者，可选用强化的 Hyper-CVAD 方案。

（3）non-ETP-ALL 可以采用奈拉滨（Nelarabine）治疗。

（4）检测分子生物学异常的突变，在 Ph-like ALL、ETP-ALL 可能从联合分子靶向药物获益，如：TKIs, JAK 抑制剂, HDACi, FLT3 抑制剂, 等。ETP-ALL 还可试用 CD38 单抗，维奈克拉（BCL2 抑制剂）。

（5）检测 Ph+ALL 的 ABL 激酶区突变，指导 TKI 抑制剂的调整，如 Y253H、E255K/V、359V/C/I 突变可选达沙替尼；F317L/V/I/C、T315A、V299L 突变对尼罗替尼敏感；E255K/V、F317L/V/I/C、F359V/C/I、T315A、Y253H 可用泊舒替尼；T315I 只能用泊那替尼、奥雷巴替尼。

（6）靶向 CD22、CD19 抗原的单克隆免疫抗体治疗，如奥加伊妥珠单抗、贝林妥欧单抗。在难治复发的 B-ALL，已取得较好疗效。

（7）针对难治复发的 B-ALL 的多个靶向 CD19、CD22 的嵌合抗原受体 T 细胞已进入临床试验。B-ALL 国外已批准上市两个产品：tisagenlecleucel（诺华 Kymriah）用于年龄<26 岁，疾病难治或 ≥2 次复发，或 2 种 TKI 治疗失败的 B-ALL 患者，国内还没有上市。国内批准上市的两个产品：阿基仑赛（axicabtagene ciloleucel，奕凯达，复星凯特）是 brexucabtagene autoleucel 的同类产品，国外用于 AYA 和成人 R/R B-ALL 患者。瑞基奥仑赛（relmacabtagene autoleucel，倍诺达，药明巨诺），国内批准的适应证都是淋巴瘤。

（8）无论是 Ph 阴性 ALL，还是 Ph 阳性 ALL，在挽救治疗取得完全缓解后尽快考虑异基因造血干细胞移植。

1.5 急性淋巴细胞白血病治疗反应的定义

定义	标准
完全缓解（CR）	1. 外周血无原始细胞，无髓外白血病 2. 骨髓三系造血恢复，原始细胞<5% 3. 中性粒细胞绝对计数（ANC）>1.0×10^9/L 4. 血小板计数>100×10^9/L 5. 4 周内无复发
CR 伴血细胞不完全恢复（CRi）	血小板计数<100×10^9/L 和 / 或 ANC<1.0×10^9/L。其他满足 CR 的标准
难治性疾病	诱导治疗结束未能取得 CR
疾病进展（PD）	外周血或骨髓原始细胞绝对数增加 25%，或出现髓外疾病
疾病复发	已取得 CR 的患者外周血或骨髓又出现原始细胞（比例>5%），或出现髓外疾病

注：总反应率（ORR）= CR+CRi。

参考文献

［1］中国抗癌协会血液肿瘤专业委员会, 中华医学会血液学分会白血病淋巴瘤学组. 中国成人急性淋巴细胞白血病诊断与治疗指南 (2021 年版). 中华血液学杂志 , 2021; 42 (9): 705-716.

［2］NCCN Clinical Practice Guidelines in Oncology-Acute Lymphoblastic Leukemia (2022 Version 1)[2023-03-01]. http://www. nccn. org.

［3］BENE MC, CASTOLDI G, KNAPP W, et al. Proposals for the immunological classification of acute leukemias: European Group for the Immunological Characterization of Leukemias (EGIL). Leukemia, 1995, 9 (10): 1783-1786.

［4］ALAGGIO R, AMADOR C, ANAGNOSTOPOULOS I, et al. The 5th edition of the World Health Organization Classification of haematolymphoid tumours: Lymphoid neoplasms. Leukemia, 2022, 36 (7): 1720-1748.

［5］GÖKBUGET N, HOELZER D. Treatment of adult acute lymphoblastic leukemia. Semin Hematol, 2009, 46 (1): 64-75.

［6］RYTTING ME, JABBOUR EJ, JORGENSEN JL, et al. Final results of a single institution experience with a pediatric-based regimen, the augmented Berlin-Frankfurt-Münster, in adolescents and young adults with acute lymphoblastic leukemia, and comparison to the hyper-CVAD regimen. Am J Hematol, 2016, 91 (8): 819-823.

［7］CHIARETTI S, MESSINA M, FOÀ R. BCR/ABL1-Like acute lymphoblastic leukemia: How to diagnose and treat？. Cancer, 2019, 125: 194-204.

［8］ABAZA Y, KANTARJIAN HM, FADERL S, et al. Hyper-CVAD plus nelarabine in newly diagnosed adult T-cell acute lymphoblastic leukemia and T-lymphoblastic lymphoma. Am J Hematol, 2018, 93: 91-99.

［9］GÖKBUGET N, DOMBRET H, BONIFACIO M, et al. Blinatumomab for minimal residual disease in adults with B-cell precursor acute lymphoblastic leukemia. Blood, 2018, 131: 1522-1531.

成人急性淋巴细胞白血病

[10] SLAYTON WB, SCHULTZ KR, KAIRALLA JA, et al. Dasatinib plus intensive chemotherapy in children, adolescents, and young adults with Philadelphia chromosome-positive acute lymphoblastic leukemia: Results of Children's Oncology Group Trial AALL0622. J Clin Oncol, 2018, 36: 2306-2314.

[11] KIM DY, JOO YD, LIM SN, et al. Nilotinib combined with multiagent chemotherapy for newly diagnosed Philadelphia-positive acute lymphoblastic leukemia. Blood, 2015, 126: 746-756.

[12] CORTES JE, KIM DW, PINILLA-IBARZ J, et al. Ponatinib efficacy and safety in Philadelphia chromosome-positive leukemia: Final 5-year results of the phase 2PACE trial. Blood, 2018, 132 (4): 393-404.

[13] JABBOUR E, SHORT NJ, RAVANDI F, et al. Combination of hyper-CVAD with ponatinib as first-line therapy for patients with Philadelphia chromosome-positive acute lymphoblastic leukaemia: Long-term follow-up of a single-centre, phase 2 study. Lancet Haematol, 2018, 5: e618-e627.

[14] FOA R, BASSAN R, VITALE A, et al; GIMEMA Investigators. Dasatinib-blinatumomab for Ph-positive acute lymphoblastic leukemia in adults. N Engl J Med, 2020, 383 (17): 1613-1623.

[15] MARTINELLI G, BOISSEL N, CHEVALLIER P, et al. Complete hematologic and molecular response in adult patients with relapsed/refractory Philadelphia chromosome-positive B-precursor acute lymphoblastic leukemia following treatment with blinatumomab: Results from a phase II, single-arm, multicenter study. J Clin Oncol, 2017, 35: 1795-1802.

[16] KANTARJIAN HM, DEANGELO DJ, STELLJES M, et al. Inotuzumabozogamicin versus standard therapy for acute lymphoblastic leukemia. N Engl J Med, 2016, 375 (8): 740-753.

[17] COUTURIER MA, THOMAS X, RAFFOUX E, et al. Blinatumomab+ponatinib for relapsed/refractory Philadelphia chromosome-positive acute lymphoblastic leukemia in adults. Leuk Lymphoma, 2021, 62: 620-629.

[18] PARK JH, RIVIÈRE I, GONEN M, et al. Long-term follow-up of CD19 CAR therapy in acute lymphoblastic leukemia. N Engl J Med, 2018, 378: 449-459.

［19］ RICHARD-CARPENTIER G, JABBOUR E, SHORT NJ, et al. Clinical experience with venetoclax combined with chemotherapy for relapsed or refractory T-cell acute lymphoblastic leukemia. Clin Lymphoma Myeloma Leuk, 2020, 20: 212-218.

［20］ SHAH NN, LEE DW, YATES B, et al. Long-term follow-up of CD19-CAR T-cell therapy in children and young adults with B-ALL. J Clin Oncol, 2021, 39: 1650-1659.

［21］ SHAH BD, GHOBADI A, OLUWOLE OO, et al. KTE-X19 for relapsed/refractory adult B-cell acute lymphoblastic leukemia. Lancet, 2021, 398: 491-502.

［22］ CHIARETTI S, ANSUINELLI M, VITALE A, et al. A multicenter total therapy strategy for de novo adult Philadelphia chromosome positive acute lymphoblastic leukemia patients: Final results of the GIMEMA LAL1509 protocol. Haematologica, 2021, 106: 1828-1838.

［23］ JABBOUR E, SASAKI K, SHORT NJ, et al. Long-term follow-up of salvage therapy using a combination of inotuzumab ozogamicin and mini-hyper-CVD with or without blinatumomab in relapsed/refractory Philadelphia chromosome-negative acute lymphoblastic leukemia. Cancer, 2021, 127: 2025-2038.

成人急性淋巴细胞白血病

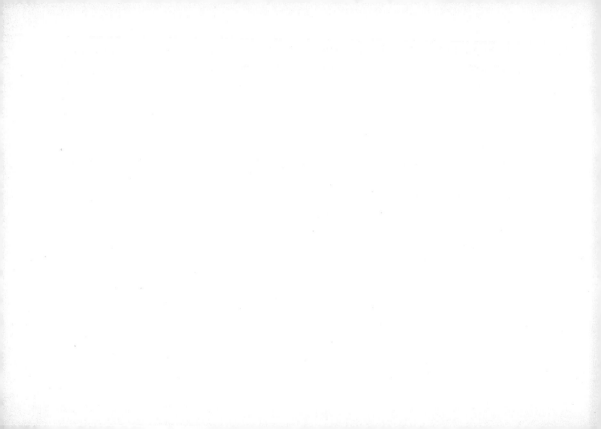

2 成人（<60 岁）急性髓系白血病（非 APL）

2.1 治疗前评估

	I 级推荐	II 级推荐	III 级推荐
病史采集和体格检查	病史采集及重要体征（包括年龄、既往疾病史及治疗情况、特别是血液病史或者肿瘤史、有无重要脏器功能不全、有无髓外浸润、有无家族史、特别是血液病或者肿瘤、有无遗传代谢性疾病病史）		
实验室检查	血常规、尿常规、便常规、血涂片、生化全项、DIC	感染筛查	
影像学检查	心电图、心脏彩超、肺 CT、腹部超声、CNSL 受累行 MRI		

2.2 病理诊断及分型

	I 级推荐	II 级推荐	III 级推荐
诊断	骨髓穿刺形态学	骨髓活检	
分型	免疫分型	细胞化学染色	免疫组化
预后分层	染色体核型 分子学检测：*PML::RARa*、*RUNX1::RUNX1T1*、*CBFB::MYH11*、*BCR::ABL1*、*MLL* 重排、*C-KIT*、*FLT3*、*NPM1*、*CEBPA*、*TP53*、*RUNX1*（*AML1*）、*ASXL1*、*IDH1*、*IDH2*、*DNMT3A*、*SF3B1*、*U2AF1*、*SRSF2*、*ZRSR2*、*EZH2*、*BCOR*、*STAG2* 基因突变	荧光原位杂交（FISH） 分子学检测：*TET2* 突变 NGS	
HLA 配型	有意愿行异基因造血干细胞移植的患者		

2.3　诊断、分类

急性髓系白血病（AML）的诊断标准参照 WHO 2016 造血和淋巴组织肿瘤分类标准，诊断 AML 的外周血或骨髓原始细胞下限为 20%。当患者被证实有克隆性重现性细胞遗传学异常 t（8；21）（q22；q22）、inv（16）（p13；q22）或 t（16；16）（p13；q22）及 t（15；17）（q22；q12）时，即使原始细胞<20%，也应诊断为 AML。

2.4　预后和分层因素

2.4.1　AML 不良预后因素

年龄 ≥60 岁；此前有 MDS 或 MPN 病史；治疗相关性/继发性 AML；高白细胞（ ≥100×10⁹/L）；合并 CNSL；合并髓外浸润（除外肝、脾、淋巴结受累）。

2.4.2 细胞遗传学 / 分子遗传学指标危险度分级

预后等级	细胞遗传学	分子遗传学
预后良好	inv（16）（p13；q22）或 t（16；16）（p13；q22） t（8；21）（q22；q22）	NPM1 突变但不伴有，或者伴有低等位基因比（low allelic ratio）*FLT3-ITD* 突变 #a *CEBPA bZIP* 框内突变 $
预后中等	正常核型 t（9；11）（p22；q23） 其他异常	inv（16）（p13；q22）或t（16；16）（p13；q22）伴有 *C-KIT* 突变 & t（8；21）（q22；q22）伴有 *C-KIT* 突变 & *NPM1* 突变同时伴有高等位基因比（high allelic ratio）*FLT3*-ITD 突变 #a

细胞遗传学 / 分子遗传学指标危险度分级（续）

预后等级	细胞遗传学	分子遗传学
预后不良	单体核型 复杂核型（≥3 种）[b]，不伴有 t（8；21）（q22；q22）、inv（16）（p13；q22）或 t（16；16）（p13；q22）或 t（15；17）（q22；q12） −5 −7 5q− −17 或 abn（17p） 11q23 染色体易位，除外 t（9；11） inv（3）（q21；q26.2）或 t（3；3）（q21；q26.2） t（6；9）（p23；q34） t（9；22）（q34.1；q11.2） t（7；11）（p15；p15） t（8；16）（p11；p13） t（3q26.2；v）	*TP53* 突变 *RUNX1*（*AML1*）、*ASXL1*、*BCOR*、*EZH2*、*SF3B1*、*SRSF2*、*STAG2*、*U2AF1*、*ZRSR2* 突变[*] 高等位基因比（high allelic ratio）*FLT3*-ITD 突变[#*]

【注释】

a 不良细胞遗传学异常 AML 伴 *NMP1* 突变归类为不良风险组。

& C-kit D816 对 *RUNX1::RUNX1T1* 和 *CBFB::MYH11* 白血病具有预后影响，其他的突变位点对预后没有影响，仍归入预后良好组。

\# 低等位基因比为 <0.5，高等位基因比为 ≥0.5。如没有进行 *FLT3* 等位基因比检测，*FLT3*-ITD 阳性应该按照高等位基因比对待。

* 这些异常如果发生于 *RUNX1::RUNX1T1* 和 *CBFB::MYH11* 白血病时，不应作为不良预后标志。

\$ AML 伴 *CEBPA* 基因 BZIP 结构框内突变，单基因或双等位基因突变。
   单体核型：两个或两个以上常染色体单体，或一个常染色体单体合并至少一个染色体结构异常。

b 复杂核型：≥3 个不相关的染色体异常，且不存在其他类型定义的重现性遗传学异常；不包括具有三倍体以上但无结构异常的超二倍体核型。

2.5 治疗

2.5.1 诱导缓解治疗

所有急性髓系白血病患者，可以参加临床研究的情况下，均建议首选参加临床研究。在没有临床研究的情况下，可以参照下述建议进行治疗。本部分为年龄 <60 岁成人患者。

	I 级推荐	II 级推荐	III 级推荐
诱导缓解方案	去甲氧柔红霉素（IDA）12mg/m², d1~3，阿糖胞苷（Ara-C）100~200mg/m²，d1~7	高三尖杉酯碱（HHT）2~2.5mg/m²，d1~7 或 4mg/m² d1~3，阿克拉霉素（Acla）20mg，d1~7，阿糖胞苷（Ara-C）100~200mg/m²，d1~7	去甲氧柔红霉素（IDA）10mg/m²，d1~3，阿糖胞苷（Ara-C）100~200mg/m²，d1~7
	柔红霉素（DNR）60~90mg/m²，d1~3，阿糖胞苷（Ara-C）100~200mg/m²，d1~7		柔红霉素（DNR）45mg/m²，d1~3，阿糖胞苷（Ara-C）100~200mg/m²，d1~7
	高三尖杉酯碱（HHT）2mg/m²，d1~7，DNR 40mg/m² d1~3，Ara-C 100mg/m²，d1~4，Ara-C 1g/m²，q12h，d5、d6、d7	高三尖杉酯碱（HHT）2~2.5mg/m²，d1~7 或 4mg/m² d1~3，柔红霉素（DNR）40mg/m²，d1~3，阿糖胞苷（Ara-C）100~200mg/m²，d1~7	高三尖杉酯碱 2~2.5mg/m²，d1~7，阿糖胞苷（Ara-C）100~200mg/m²，d1~7

2.5.2 诱导治疗后监测

诱导治疗过程中，建议在标准剂量 Ara-C 诱导后骨髓抑制期（停化疗后第 7~14 天）、恢复期（停化疗后第 21~28 天）复查骨髓；中大剂量 Ara-C 方案的诱导后，恢复期（停化疗后第 21~28 天）复查骨髓，根据骨髓抑制期、血象恢复期的骨髓情况进行治疗调整。

（1）标准剂量 Ara-C 诱导治疗后监测

停化疗后时间	骨髓涂片	Ⅰ级推荐	Ⅱ级推荐	Ⅲ级推荐
第 7~14 天复查骨髓	残留白血病细胞 ≥ 10%	双诱导治疗：标准剂量 Ara-C+蒽环或蒽醌类等药物［IDA 或 DNR、米托蒽醌（Mitox）等］； 含 G-CSF 的预激方案（如 CAG 方案：G-CSF+Ara-C+Acla）	等待恢复（尤其是骨髓增生低下的情况下）	
	残留白血病细胞 < 10%，但无增生低下	等待恢复	可给予双诱导治疗，采用标准剂量 Ara-C+IDA 或 DNR、Mitox 等	
	残留白血病细胞 < 10%，增生低下	等待恢复		

诱导治疗后监测（续）

停化疗后时间	骨髓涂片	Ⅰ级推荐	Ⅱ级推荐	Ⅲ级推荐
第21~28天（骨髓恢复）复查骨髓、血象	完全缓解	进入缓解后治疗		
	白血病细胞比例下降不足60%	按诱导失败对待		
	未取得完全缓解，但白血病细胞比例下降超过60%的患者	可重复原方案1个疗程，也可换二线方案		
	增生低下，残留白血病细胞<10%	等待恢复		
	增生低下，残留白血病细胞≥10%	可考虑下一步治疗（参考双诱导治疗的方案或按诱导治疗失败的患者选择治疗方案）		

成人（<60岁）急性髓系白血病（非APL）

（2）含中大剂量 Ara-C 方案的诱导后治疗监测

停化疗后时间	骨髓涂片	Ⅰ级推荐	Ⅱ级推荐	Ⅲ级推荐
第 21~28 天（骨髓恢复）复查骨髓、血象	完全缓解	进入缓解后治疗		
	骨髓已恢复，但达不到完全缓解标准	按诱导失败对待		
	增生低下，残留白血病细胞 <10%	等待恢复		
	增生低下，残留白血病细胞 ≥10%	按治疗失败对待		

2.5.3 AML 完全缓解后治疗的选择

按预后危险度分组治疗

	Ⅰ级推荐	Ⅱ级推荐	Ⅲ级推荐
根据 MRD 进行动态调整危险度分组	MRD 持续阳性，或 MRD 阴转阳，尤其是巩固治疗完成后 MRD 阳性者，虽然遗传学分层属预后中低危组，仍然建议行造血干细胞移植 &		

按预后危险度分组治疗（续）

	Ⅰ级推荐	Ⅱ级推荐	Ⅲ级推荐
预后良好组	多疗程的大剂量 Ara-C：大剂量 Ara-C（3g/m², q.12h., 6 个剂量），3~4 个疗程，单药应用	中大剂量 Ara-C（1~2g/m²，q.12h., 6 个剂量）为基础的方案：与蒽环/蒽醌类、氟达拉滨等联合应用，2~3 个疗程后行标准剂量化疗，总的缓解后化疗周期 ≥4 疗程 2~3 个疗程中大剂量 Ara-C 为基础的方案巩固，继而行自体造血干细胞移植	标准剂量化疗巩固（Ara-C 联合蒽环/蒽醌类、HHT、鬼臼类等）≥6 个疗程或标准剂量化疗巩固 3~4 疗程后行自体造血干细胞移植
预后中等组	异基因造血干细胞移植。寻找供者期间行 1~2 个疗程的中大剂量 Ara-C 为基础的化疗或标准剂量化疗大剂量 Ara-C（3g/m², q.12h., 6 个剂量），3~4 个疗程，单药应用 2~3 个疗程中大剂量阿糖胞苷为基础的巩固治疗后，行自体造血干细胞移植	中大剂量 Ara-C（1~2g/m²，q.12h., 6 个剂量）为基础的方案：与蒽环/蒽醌类等药物联合应用，2~3 个疗程后行标准剂量化疗，总的缓解后化疗周期 ≥4 个疗程	标准剂量化疗（Ara-C 联合蒽环/蒽醌类、HHT、鬼臼类等）≥6 个疗程或标准剂量化疗巩固 3~4 疗程后行自体造血干细胞移植

按预后危险度分组治疗（续）

	Ⅰ级推荐	Ⅱ级推荐	Ⅲ级推荐
预后不良组	尽早行异基因造血干细胞移植。寻找供者期间行 1~2 个疗程的中大剂量 Ara-C 为基础的化疗或标准剂量化疗	无条件移植者予大剂量 Ara-C（3g/m², q.12h., 6 个剂量），3~4 个疗程，单药应用	标准剂量化疗巩固（≥6 个疗程）
		2~3 个疗程的中大剂量 Ara-C 为基础的化疗，或标准剂量化疗巩固，继而行自体造血干细胞移植	
未进行染色体核型等检查、无法进行危险度分组者	参考预后中等细胞遗传学或分子异常患者治疗。若诊断时白细胞数 ≥100×10⁹/L，则按预后不良组治疗		
异基因造血干细胞移植后	*FLT3*-ITD 阳性患者可以选择 FLT3 抑制剂进行维持，其他患者可以选择去甲基化药物维持治疗		

注：&. MRD 检测方法包括定量 PCR 检测融合基因、多参数流式及定量 PCR 检测 *WT1* 基因，NGS 在 MRD 检测中的应用近年也越来越受到重视。

2.6 AML 患者中枢神经系统白血病（CNSL）的诊断、预防和治疗

AML 患者 CNSL 的发生率远低于急性淋巴细胞白血病（ALL），一般不到 3%。在诊断时对无症状的患者不建议行腰穿检查。有头痛、精神混乱、感觉改变的患者应先行放射学检查（CT/MRI），排除神经系统出血或肿块。这些症状也可能是由于白细胞淤滞引起，可通过白细胞分离等降低白细胞计数的措施解决。若体征不清楚、无颅内出血的证据，可在纠正出凝血紊乱和血小板支持的情况下行腰穿。脑脊液中发现白血病细胞者，应在全身化疗的同时鞘内注射 Ara-C（40~50mg/ 次）和 / 或甲氨蝶呤（MTX，5~15mg/ 次）+ 地塞米松（5~10mg/ 次）。若症状持续存在，脑脊液无异常，应复查。

有神经系统症状，行 CT/MRI	无颅内 / 脊髓肿块者行腰穿	脑脊液正常者	观察；若症状持续存在，可再次腰穿
		脑脊液发现白血病细胞	鞘注化疗药物（2 次 / 周）直至脑脊液正常，以后每周 1 次 ×4~6 周
	有颅内 / 脊髓肿块或颅压增高	先行放疗；然后鞘注药物（2 次 / 周）直至脑脊液正常，以后每周 1 次 ×4~6 周	

AML 患者中枢神经系统白血病（CNSL）的诊断、预防和治疗（续）

无神经系统症状	CR1 后腰穿发现白血病细胞	2 次/周鞘注化疗药物直至脑脊液正常，以后每周 1 次 × 4~6 周。若患者接受 HD-AraC 治疗，治疗完成后复查脑脊液。也可以配合腰穿、鞘注，至脑脊液恢复正常
	CR1 后腰穿正常	已达 CR 者，行腰穿、鞘注，以进行 CNSL 的筛查。无 CNSL 建议 4 次鞘注治疗。尤其是治疗前白细胞计数 $\geqslant 40 \times 10^9/L$ 或单核细胞白血病（M4 和 M5）、t（8；21）/ $RUNX1::RUNX1T1$、inv（16）白血病患者

2.7 特别说明

近年来，国内外开展了一系列急性髓系白血病治疗的新药临床试验，并且国内外也有一系列治疗急性髓系白血病的新药上市。在国外已经上市、国内没有上市的新药还有 FLT3 抑制剂 midostaurin、IDH2 抑制剂 enasidenib、GO 单抗等，这些新药的应用未来有望提高急性髓系白血病的疗效，降低治疗不良反应。在 AML 的整个治疗过程中，应特别注意化疗药物的心脏毒性问题，注意监测心功能（包括心电图、心肌酶、超声心动图等）。DNR 的最大累积剂量 550mg/m²，活动性或隐匿性心血管疾病、目前或既往接受过纵隔/心脏周围区域的放疗、既往采用其他蒽环类或蒽二酮类药物治疗、同时使用其他抑制心肌收缩功能的药物或具有心脏毒性的药物，如曲妥珠单抗等情况，累积剂量一般不超过

400mg/m^2。IDA 的最大累积剂量 290mg/m^2，Mitox 的累积剂量 160mg/m^2。计算累积剂量时，还应考虑整个治疗周期的持续时间、类似药物的使用情况。

参考文献

［1］中华医学会血液学分会白血病淋巴瘤学组. 成人急性髓系白血病 (非急性早幼粒细胞白血病) 中国诊疗指南 (2021 年版). 中华血液学杂志 , 2021, 42 (8): 617-623.

［2］ARBER DA, ORAZI A, HASSERJIAN R, et al. The 2016 revision to the World Health Organization classification of myeloid neoplasms and acute leukemia. Blood, 2016, 127 (20): 2391-2405.

［3］NCCN clinical practice guidelines in oncology acute myeloid leukemia. Version 3. 2022.[2023-03-01]. http://www. nccn. org.

［4］MI Y, XUE Y, YU W, et al. Therapeutic experience of adult acute myeloid leukemia in a single institu-tion of China and its relationship with chromosome karyotype. Leuk Lymphoma, 200, 49 (3): 524-530.

［5］DÖHNER H, WEI AH, APPELBAUM FR, et al. Diagnosis and management of AML in adults: 2022 recommenda-tions from an international expert panel on behalf of the ELN. Blood, 2022, 140 (12): 1345-1377.

［6］FERNANDEZ HF, SUN Z, YAO X, et al. Anthracycline dose intensification in acute myeloid leukemia. N Engl J Med, 2009, 361 (13): 1249-1259.

［7］BURNETT AK, RUSSELL NH, HILLS RK, et al. A randomized comparison of daunorubicin 90mg/m^2 vs 60mg/m^2 in AML induction: Results from the UK NCRI AML17 trial in 1206 patients. Blood, 2015, 125 (25): 3878-3885.

［8］LIU J, MI Y, FU M, et al. Intensive induction chemotherapy with regimen containing intermediate dose cytarabine in the treatment of de novo acute myeloid leukemia. Am J Hematol, 2009, 84 (7): 422-427.

［9］ JIN J, WANG JX, CHEN FF, et al. Homoharringtonine-based induction regimens for patients with denovo acute myeloid leukaemia: A multicentre, open-label, randomised, controlled phase 3 trial. Lancet Oncol, 2013, 14 (7): 599-608.

［10］ MAYER RJ, DAVIS RB, SCHIFFER CA, et al. Intensive postremission chemotherapy in adults with acute myeloid leukemia. Cancer and Leukemia Group B. N Engl J Med, 1994, 331 (14): 896-903.

［11］ BURNETT AK, RUSSELL NH, HILLS RK, et al. Optimization of chemotherapy for younger patients with acute myeloid leukemia: Results of the medical research council AML15 trial. J Clin Oncol, 2013, 31 (27): 3360-3368.

［12］ 秘营昌, 卞寿庚, 薛艳萍, 等. 急性髓系白血病完全缓解后治疗周期的初步探讨. 中华血液学杂志, 2001, 22 (10): 520-523.

［13］ KORETH J, SCHLENK R, KOPECKY KJ, et al. Allogeneic stem cell transplantation for acute myeloid leukemia in first complete remission: Systematic review and meta-analysis of prospective clinical trials. JAMA, 2009, 301 (22): 2349-2361.

［14］ YANG X, WANG J. Precision therapy for acute myeloid leukemia. J Hematol Oncol, 2018, 11 (1): 3.

［15］ WEI S, WANG S, QIU S, et al. Clinical and laboratory studies of 17 patients with acute myeloidleukemia harboring t (7; 11)(p15; p15) translocation. Leuk Res, 2013, 37 (9): 1010-1015.

3 成人（≥60岁）急性髓系白血病（非 APL）

3.1 治疗前评估

	Ⅰ级推荐	Ⅱ级推荐	Ⅲ级推荐
病史采集和体格检查	病史采集及重要体征（包括年龄、此前有无血液病史（包括 MDS 或 MPN）、有无肿瘤史及放化疗史等，有无重要脏器功能不全、有无髓外浸润）		
实验室检查	血常规、尿常规、便常规、血涂片、生化全项、DIC	感染筛查	
影像学检查	心电图、心脏彩超、肺 CT、腹部超声、CNS 受累行 MRI		

3.2　病理诊断及分型

	I 级推荐	II 级推荐	III 级推荐
诊断	骨髓穿刺形态学	骨髓活检	
分型	免疫分型		免疫组化
预后分层	染色体核型 分子学检测：*PML::RARa*、*AML1::ETO*、*CBFb::MYH11*、*MLL* 重排、*BCR::ABL1*，*C-KIT*、*FLT3-ITD*、*NPM1*、*CEBPA*、*TP 53*、*RUNX 1*（*AML1*）、*A SXL1*、*IDH 1*、*IDH 2*、*DNMT 3 A*、*TET 2*、*SF3B1*、*JAK2*、*MPL*、*CALR* 基因突变	荧光原位杂交（FISH） 分子学检测：*U2AF1*、*SRSF2*、*ZRSR2*、*EZH2*、*BCOR*、*STAG2* 突变	NGS
HLA 配型		65 岁以下 Fit 患者	

3.3 诊断、分类

　　急性髓系白血病（AML）的诊断标准参照 WHO 2016 造血和淋巴组织肿瘤分类标准，诊断 AML 的外周血或骨髓原始细胞下限为 20%。当患者被证实有克隆性重现性细胞遗传学异常 t（8；21）（q22；q22）、inv（16）（p13；q22）或 t（16；16）（p13；q22）以及 t（15；17）（q22；q12）时，即使原始细胞<20%，也应诊断为 AML。

3.4 预后和分层因素

　　细胞遗传学／分子遗传学指标危险度分级参见成人急性髓系白血病（非 APL）<60 岁。

　　老年综合评估包括体能评估（ECOG、ADL、Karnofsky、SPPB 等量表），认知功能评估（MMSE、3MS 量表），合并症评估（HCT-CI、CCI 量表），危险分层（ELN、NCCN 指南，参照非老年 AML），可利用网络综合评分系统。

Frail	ECOG ≥ 3
	CCI > 1
	ADL < 100
Un-fit	ECOG < 3 且无主要伴随疾病
	认知能力损伤（MMSE < 28）
	生活能力损伤（SPPB < 9）
Fit	ECOG < 3 且无主要伴随疾病且 MMSE、SPPB 均达标

3.5 治疗

所有急性髓系白血病患者，可以参加临床研究的情况下，均建议首选参加临床研究。在没有临床研究的情况下，可以参照下述建议进行治疗。本部分为年龄>60岁成人患者。

3.5.1 诱导缓解治疗

	Ⅰ级推荐	Ⅱ级推荐	Ⅲ级推荐
Fit 患者（包括无预后不良遗传学异常；无前期血液病病史；非治疗相关 **AML**）	去甲氧柔红霉素（IDA）8~12mg/m², d1~3，阿糖胞苷（Ara-C）100mg/m², d1~7 柔红霉素（DNR）40~60mg/m², d1~3，阿糖胞苷（Ara-C）100mg/m², d1~7	小剂量化疗 ±G-CSF（如小剂量 Ara-C 为基础的 CAG、CHG、CMG 等方案，C: Ara-C; A: Acla; H: HHT; M: Mitox）；地西他滨联合小剂量化疗等	支持治疗

	Ⅰ 级推荐	Ⅱ 级推荐	Ⅲ 级推荐
Fit 患者 **（包括预后** **不良遗传** **学异常；** **无前期血** **液病病史；** **非治疗相** **关 AML）**	维奈克拉[c]（100mg d1，200mg d2，400mg d3~28）＋阿扎胞苷（75mg/m²d1~7） 维奈克拉（100mg d1，200mg d2，400mg d3~28）＋地西他滨（20mg/m²d1~5） 维奈克拉（100mg d1，200mg d2，400mg d3，600mg d4~28）＋小剂量阿糖胞苷（LDAC）20mg/（m²·d）（d1~10） 米托蒽醌 6~8mg/m²，d1~3，（Ara-C）100mg/m²，d1~7		

诱导缓解治疗（续）

	I 级推荐	II 级推荐	III 级推荐
Unfit 患者	维奈克拉（100mg d1，200mg d2，400mg d3~28）+ 阿扎胞苷（75mg/m² d1~7）； 维奈克拉（100mg d1，200mg d2，400mg d3~28）+ 地西他滨（20mg/m² d1~5）； 维奈克拉（100mg d1，200mg d2，400mg d3，600mg d4~28）+ 小剂量阿糖胞苷（LDAC）20mg/（m²·d）（d1~10）；地西他滨（20mg/m²，d1~5 或 d1~10）；阿扎胞苷（75mg/m²，d1~7d）；小剂量化疗 ± G-CSF （如小剂量 Ara-C 为基础的 CAG、CHG、CMG 等方案，C: Ara-C；A: Acla；H: HHT；M: Mitox）；地西他滨联合小剂量化疗等	支持治疗； CD33⁺ 的患者： 吉妥单抗 6mg/m² d1，3mg/m² d8	去甲氧柔红霉素（IDA）8~12mg/m² d1~3，阿糖胞苷（Ara-C）100mg/m² d1~7。 柔红霉素（DNR）40~60mg/m² d1~3，阿糖胞苷（Ara-C）100mg/m² d1~7。 米托蒽醌 6~8mg/m² d1~3，阿糖胞苷（Ara-C）100mg/m² d1~7

诱导缓解治疗（续）

	Ⅰ级推荐	Ⅱ级推荐	Ⅲ级推荐
Unfit 患者（包括特定基因突变）	IDH1/IDH2 突变：维奈克拉 +AZA/DAC（AZA 优先）；ivosidenib（IDH1）；enasidenib（IDH2）； *FLT3* 突变：优先 VEN+AZA；VEN+DAC；AZA/DAC+ 索拉非尼；VEN+LDAC		
Frail 患者	支持治疗	地西他滨（20mg/m²，d1，5~10d）；阿扎胞苷（75mg/m²，d1，7d）；小剂量化疗 ± G-CSF（如小剂量 Ara-C 为基础的 CAG、CHG、CMG 等方案，C: Ara-C；A: Acla；H: HHT；M: Mitox）；地西他滨联合小剂量化疗等	维奈克拉（100mg d1，200mg d2，400mg d3~28）+ 阿扎胞苷（75mg/m² d1~7）；维奈克拉（100mg d1，200mg d2，400mg d3~28）+ 地西他滨（20mg/m² d1~5）；维奈克拉（100mg d1，200mg d2，400mg d3，600mg d4~28）+ 小剂量阿糖胞苷（LDAC）20mg/（m²·d）（d1~10）

【注释】

（1）对于获得临床疗效（CR/CRi）并考虑后续行骨髓移植的患者，可继续行此方案化疗。

（2）在经历过 AZA 或 DAC 等去甲基化药物治疗（HMA）后的 MDS 患者，在其转化为 AML 时，相比无 HMA 治疗史的患者，继续行 HMA 治疗可能无法使这部分患者临床获益，应考虑其他的治疗方法。

（3）维奈克拉联合 HMA 或 LDAC 治疗 AML 的用药原则：

1）一般治疗原则：①目前对于方案应用的最大周期数未知，患者若能耐受且治疗有效，可继续治疗。②特别当出现严重的骨髓抑制血象难以恢复时，可以考虑缩短 HMA 及 LDAC 或维奈克拉的治疗时长。③建议参考药物说明，并咨询药剂师潜在的药物相互作用（例如，CYP3A4 或 CYP2D6 抑制剂）。④不建议在组合中添加第三种药物（临床试验除外）。

2）对于初发 AML 患者的治疗原则：

a. 治疗前：①如有必要，可利用羟基脲使白细胞计数 < 25 000/mcl。②若有预防真菌治疗指征，可相应减少维奈克拉剂量。

b. 第一疗程注意事项：

• 肿瘤溶解综合征（tumor lysis syndrome，TLS）：①强烈建议在治疗的第一个疗程进行住院治疗，尤其是在剂量爬坡阶段。②维奈克拉同 HMA 联用，患者在住院期间的剂量递增，第 1~3 天为 100mg/d，200mg/d 和 400mg/d。③维奈克拉同 LDAC 联用，患者在住院期间的剂量递增，第 1~4 天为 100mg/d，200mg/d，400mg/d 和 600mg/d。④建议用别嘌醇或其他降尿酸治疗直到没有进一步的 TLS 风险。⑤起始后每 6 小时监测一次血液化学直到没有进一步的 TLS 风险。⑥积极监测电解质，维持电解质平衡。

- 必要时输血支持，建议治疗结束后再使用生长因子促进血象恢复。

- 在治疗d21~28行骨髓评估：若无形态学缓解但有有效证据，应直接进入第2个周期，以达到形态学缓解的目的，并在该周期的第21~28天进行骨穿评估。

- 若骨髓原始细胞<5%，考虑采取以下措施：①若有临床应用指征可使用生长因子促进血象恢复。②血细胞计数至少14天，若如果血象已明显恢复（理想情况下为CR或CRi状态），可重新开始下一疗程；若骨髓抑制较重，可考虑再次行骨穿，如已发生形态学缓解，可暂时保持当前治疗状态，或在下一周期中调整HMA/LDAC的用药剂量或时长。

c. 第二疗程及后续治疗注意事项

- 如果在第一疗程后无疾病证据，若血象未见异常变化，每3~6个月重复进行一次骨穿评估。

- 如果在第一疗程后缓解，则继续进行下一疗程治疗，每个疗程之间至多中断14天，以保证血象恢复。

- 如果出现持续性的骨髓抑制，应骨穿排除复发可能。若提示正在发生形态学缓解，应考虑减少维奈克拉和/或HMA/LDAC的剂量/用药时长。

- 如果考虑复发应及时行骨穿评估。

- 如果第二疗程未获得形态学缓解，建议患者参加临床试验（如果有）。在没有可用的临床试验的情况下，若毒性反应可控，调整治疗至患者耐受。

3）对于复发难治的患者的治疗原则：①若有指征，推荐预防真菌感染治疗。②参看"第一疗程注意事项"中所述的TLS和剂量递增方案、骨穿评估以及如何减轻骨髓抑制。

3.5.2 诱导治疗后检测

诱导治疗过程中，建议在骨髓抑制期（停化疗后第 7~14 天）、恢复期（停化疗后第 21~28 天）复查骨髓。根据骨髓抑制期、血象恢复期的骨髓情况进行治疗调整。

停化疗后第 7~14 天复查骨髓	存在明显的残留白血病细胞（≥10%）	等待恢复；或按诱导失败处理
	残留白血病细胞<10%，但无增生低下	等待恢复
	增生低下，残留白血病细胞<10%	等待恢复
停化疗后第 21~28 天（骨髓恢复）复查骨髓、血象	完全缓解	缓解后治疗
	白血病细胞比例下降不足 60% 的患者	按诱导失败处理
	未取得完全缓解，但白血病细胞比例下降超过 60% 的患者	可重复原方案 1 个疗程，也可换二线方案
	增生低下，残留白血病细胞<10%	等待恢复
	增生低下，残留白血病细胞 ≥10%	按诱导失败处理

成人（≤60 岁）急性髓系白血病（非 APL）

3.5.3 缓解后治疗的选择

（1）标准剂量 Ara-C［75~100mg/（m² · d）×（5~7）d］为基础的方案巩固强化。可与蒽环或蒽醌类（IDA、DNR 或 Mitox 等）、HHT、鬼臼类等联合。总的缓解后化疗周期 4~6 个疗程。

（2）年龄<70 岁，一般状况良好、肾功能正常（肌酐清除率≥70ml/min）、预后良好核型或伴有良好分子遗传学异常的正常核型患者可接受 Ara-C 1.0~1.5g/（m² · d）×（4~6）个剂量，1~2 个疗程。后改为标准剂量方案治疗，总的缓解后治疗周期 4~6 个疗程。

（3）年龄<70 岁，一般状况良好、重要脏器功能基本正常、伴有预后不良因素、有合适供者的患者，可进行非清髓预处理的 allo-HSCT。

（4）去甲基化药物（如地西他滨或阿扎胞苷）治疗，直至疾病进展。

3.6　AML 患者中枢神经系统白血病的诊断、预防和治疗

同成人（<60 岁）急性髓系白血病（非 APL）。

3.7　新药

参见成人（<60 岁）急性髓系白血病（非 APL）。

参考文献

［1］ 中华医学会血液学分会白血病淋巴瘤学组 . 成人急性髓系白血病 (非急性早幼粒细胞白血病) 中国诊疗指南 (2017 年版). 中华血液学杂志 , 2017, 38 (3): 177-182.

［2］ ARBER DA, ORAZI A, HASSERJIAN R, et al. The 2016 revision to the World Health Organization classification of myeloid neoplasms and acute leukemia. Blood, 2016, 127 (20): 2391-2405.

［3］ NCCN clinical practice guidelines in oncology acute myeloid leukemia. Version 3. 2019.[2023-03-01]. http://www. nccn. org.

［4］ DÖHNER H, ESTEY E, GRIMWADE D, et al. Diagnosis and management of AML in adults: 2017 ELN recommendations from an international expert panel. Blood, 2017, 129 (4): 424-447.

［5］ YANG X, WANG J. Precision therapy for acute myeloid leukemia. J Hematol Oncol, 2018, 11 (1): 3.

［6］ SORROR ML, STORER BE, FATHI AT, et al. Development and validation of a novel acute myeloid leukemia-composite model to estimate risks of mortality. JAMA Oncol, 2017, 3 (12): 1675-1682.

［7］ KLEPIN HD, GEIGER AM, TOOZE JA, et al. Geriatric assessment predicts survival for older adults receiving induction chemotherapy for acute myelogenous leukemia. Blood, 2013, 121 (21): 4287-4294.

［8］ PAUTAS C, MERABET F, THOMAS X, et al. Randomized study of intensified anthracycline doses for induction and recombinant interleukin-2 for maintenance in patients with acute myeloid leukemia age 50 to 70 years: Results of the ALFA-9801 study. J Clin Oncol, 2010, 28 (5): 808-814.

［9］ LÖWENBERG B, OSSENKOPPELE GJ, VAN PUTTEN W, et al. High-dose daunorubicin in older patients with acute myeloid leukemia. N Engl J Med, 2009, 361 (13): 1235-1248.

［10］ WELCH JS, PETTI AA, MILLER CA, et al. TP53 and decitabine in acute myeloid leukemia and myelodysplastic syndromes. N Engl J Med, 2016, 375 (21): 2023-2036.

［11］ DINARDO CD, PRATZ K, PULLARKAT V, et al. Venetoclax combined with decitabine or azacitidine in treatment-naive, elderly patients with acute myeloid leukemia. Blood, 2019, 133 (1): 7-17.

［12］ WEI AH, STRICKLAND SA JR, HOU JZ, et al. Venetoclax combined with low-dose cytara-bine for previously untreated patients with acute myeloid leukemia: Results from a phase I b/ II Study. J Clin Oncol, 2019, 37 (15): 1277-1284.

［13］ DiNardo CD, Jonas BA, Pullarkat V, et al. Azacitidine and venetoclax in previously untreated acute myeloid leukemia. N Engl J Med 2020, 383 (7): 617-629.

［14］ JONAS BA, POLLYEA DA. How we use venetoclax with hypomethylating agents for the treatment of newly diagnosed patients with acute myeloid leukemia. Leukemia, 2019, 33 (12): 2795-2804.

4 复发难治性急性髓系白血病（非 APL）

4.1 诊断标准

复发性 AML

完全缓解（CR）后外周血再次出现白血病细胞或骨髓中原始细胞>5%（除外巩固化疗后骨髓再生等其他原因）或髓外出现白血病细胞浸润

难治性 AML

经过标准方案治疗 2 个疗程无效的初治病例；CR 后经过巩固强化治疗，12 个月内复发者；12 个月后复发但经过常规化疗无效者；2 次或多次复发者；髓外白血病持续存在者。

4.2 年轻复发 AML 预后评估

对于 15~60 岁复发的 AML（除外 M3），欧洲白血病网（ELN）推出根据患者年龄、缓解至复发的时间、细胞遗传学以及是否接受过造血干细胞移植积分系统进行预后评估，可供临床参考。

年轻复发 AML 积分系统

积分	0	1	2	3	5
缓解至复发时间	大于 18 个月			7~18 个月	6 个月及以下
初发时细胞遗传学	inv（16）或 t（16；16）			t（8；21）	其他
是否进行过造血干细胞移植	否		是		
复发时年龄 / 岁	≤ 35	36~45	>45		

分数相加，0~6 分为低危；7~9 分为中危；10~14 分为高危。

4.3 复发难治 AML 的治疗策略

总体而言，复发难治白血病使用目前治疗方案的预后仍较差。难治性 AML 的主要原因是白血病细胞对化疗药物产生耐药。白血病细胞耐药分为原发耐药（化疗前即存在）和继发耐药（反复化疗诱导白血病细胞对化疗药物产生耐药）。

难治性白血病的治疗原则

（1）使用无交叉耐药的新药组成联合化疗方案。

（2）中、大剂量的阿糖胞苷（Ara-C）组成的联合方案。

（3）造血干细胞移植（HSCT）。

（4）新的靶向治疗药物。

4.4　复发难治 AML 治疗选择

在化疗方案选择时，应综合考虑患者细胞遗传学，免疫表型，复发时间，患者个体因素（如年龄、体能状况，合并症，早期治疗方案）等因素，以及患者的治疗意愿。另外，建议对复发难治患者完善二代基因测序（NGS）的检测（包括 *FLT3*、*IDH1/2* 突变）以帮助患者选择合适的临床试验。

4.4.1 复发的治疗选择要按照复发时间和年龄来分层

		Ⅰ级推荐	Ⅱ级推荐	Ⅲ级推荐
早期复发者 （<12个月）	年龄 <60岁 年龄 ≥60岁	1. 临床试验 2. 挽救化疗，继之 HLA 配型相合同胞或无关供体或单倍体造血干细胞移植 [a] 3. 靶向治疗（后续可行异基因造血干细胞移植） • *FLT3*-ITD 突变 AML：吉瑞替尼（gilteritinib） • *FLT3*-TKD 突变 AML：吉瑞替尼	1. 靶向治疗（后续可行异基因造血干细胞移植） • *FLT3-ITD* 突变 AML：去甲基化药物（阿扎胞苷/地西他滨）+索拉非尼 • *IDH1* 突变 AML：ivosidenib 2. 化疗（后续可行异基因造血干细胞移植） 2.1　强烈化疗方案： • CLAG ± M/I 方案 • 高剂量阿糖胞苷（如果既往未使用过）± 蒽环类药物 • FLAG ± IDA 方案 • EA ± Mitox 方案 • HAA（HAD）方案 • CAG 预激方案	• BCL-2 抑制剂（维奈克拉）+强化疗（包括 FLAG ± IDA+维奈克拉，CLAG ± IDA+维奈克拉） ≥ 60 岁患者 FLAG ± IDA、CLAG ± IDA 剂量减少 • *IDH2* 突变 AML：enasidenib CD33 阳性 AML：gemtuzumabozo gamicin • 最佳支持治疗：≥ 60 岁患者可选择

复发难治性急性髓系白血病（非 APL）

复发的治疗选择要按照复发时间和年龄来分层（续）

		Ⅰ级推荐	Ⅱ级推荐	Ⅲ级推荐
早期复发者（<12个月）			2.2 非强烈化疗方案： • 去甲基化药物（阿扎胞苷 / 地西他滨） • 低剂量阿糖胞苷 • BCL-2 抑制剂（维奈克拉）+ 去甲基化药物 / 低剂量阿糖胞苷 3. 异基因造血干细胞移植	
晚期复发者（>12个月）	年龄<60岁 年龄≥60岁	1. 临床试验 2. 重复之前用过的诱导化疗方案，继之 HLA 配型相合同胞或无关供体或单倍体造血干细胞移植 [a] 3. 挽救化疗，继之 HLA 配型相合同胞或无关供体或单倍体造血干细胞移植 [a] 4. 靶向治疗（后续可行异基因造血干细胞移植） • *FLT3*-ITD 突变 AML：吉瑞替尼 • *FLT3*-TKD 突变 AML：吉瑞替尼	1. 靶向治疗（后续可行异基因造血干细胞移植） • *FLT3*-ITD 突变 AML：去甲基化药物（阿扎胞苷 / 地西他滨）+ 索拉非尼 • *IDH1* 突变 AML：ivosidenib 2. 化疗（后续可行异基因造血干细胞移植） 2.1 强烈化疗方案： • CLAG ± M/I 方案 • 高剂量阿糖胞苷（如果既往未使用过）± IDA/DNR/Mitox	1. BCL-2 抑制剂（维奈克拉）+ 强化疗（包括 FLAG ± IDA+ 维奈克拉，CLAG ± IDA+维奈克拉） ≥60 岁 患 者 FLAG ± IDA、CLAG ± IDA 剂量减少

		Ⅰ级推荐	Ⅱ级推荐	Ⅲ级推荐
晚期复发者（>12个月）			• FLAG ± IDA 方案 • EA ± Mitox 方案 • HAA（HAD）方案 • CAG 预激方案 2.2 非强烈化疗方案： • 去甲基化药物（阿扎胞苷/地西他滨） • 低剂量阿糖胞苷 • 维奈克拉 + 去甲基化药物/低剂量阿糖胞苷	2. *IDH2* 突变 AML：enasidenib CD33 阳性 AML：gemtuzumabozo-gamicin 3. 最佳支持治疗：≥60 岁患者可选择

注：a. 具体参考中国造血干细胞移植专家共识

【注释】

强烈化疗方案

对于一般情况好，耐受性好的患者可选择：

CLAG ± M/I 方案

克拉屈滨（Cla）5mg/m^2，d1~5；阿糖胞苷（Ara-C）1~2g/m^2，d1~5；G-CSF 300μg/m^2，d0~5；加或不加米托蒽醌（Mitox）10mg/m^2，d1~3 或去甲氧柔红霉素（IDA）10~12mg/m^2，d1~3；G-CSF 300μg/m^2，d0~5。

高剂量阿糖胞苷（如果既往未使用过）± 蒽环类药

Ara-C 1~2g/m², q.12h., d1、d3、d5；联合 DNR 45mg/m² 或 IDA 10mg/m²，d2、d4、d6 或 Mitox 或 VP16。

或 Ara-C 3g/m²，q.12h., d1、d3、d5 或 d1~3。

FLAG ± IDA 方案

氟达拉滨（Flu）30mg/m²，d1~5；Ara-C 1~2g/m²，Flu 用后 4h 使用，d1~5，静脉滴注 3h；G-CSF 300μg/m²，d0~5。

HAA（HAD）方案

高三尖杉酯碱：HHT 2mg/m²，d1~7（或 HHT 2mg/m²，q.12h., d1~3）；Ara-C 100~200mg/m²，d1~7；Acla 20mg/d，d1~7（或 DNR 40mg/m²，d1~7）（初治时未用过 HHT 的患者首先推荐该方案）。

CAG 预激方案

G-CSF 150μg/m²，q.12h., d0~14；阿克拉霉素（Acla）20mg/d，d1~4；Ara-C 20mg/m²，分两次皮下注射，d1~14。

EA ± Mitox 方案

依托泊苷（VP16）100mg/m²，d1~5；Ara-c 100~150mg/m²，d1~7；

加或不加 Mitox 10mg/m²，d1~5。

地西他滨 +HHA 方案

地西他滨 20mg/m²，d1~5，HHT 2mg/m²，d4~10；Ara-C 100~200mg/m²，d4~10；Acla 20mg/d，d4~10。

复发难治性急性髓系白血病（非 APL）

Flu（30mg/m² ）d2~6，Ara-C（1.5~2g/m² i.v.）d2~6，IDA（6mg/m² d4~5），G-CSF（5μg/kg d1~7）。维奈克拉（Ven）d1~14（100mg d1、200mg d2、400mg d3~14）。

非强烈化疗方案

对于耐受较差的患者可选择

低剂量阿糖胞苷

阿糖胞苷 10mg/m²，皮下，q.12h.，d1~14

去甲基化药物

地西他滨 20mg/m²，d1~5，28 天一周期，直至患者出现疾病恶化或严重不良反应

或阿扎胞苷 75mg/m²，d1~7，28 天一周期，直至患者出现疾病恶化或严重不良反应

4.4.2　干细胞移植

干细胞移植可作为复发、难治白血病患者 CR2 后的挽救治疗，部分复发难治患者可以直接进行异基因造血干细胞移植，具体参考中国造血干细胞移植专家共识。

4.4.3　复发难治性 AML 的靶向药物治疗

（1）伴有 *FLT3* 突变的复发难治 AML：吉瑞替尼（gilteritinib）是一种新型、强效、高选择性、Ⅰ 型口服 FLT3/AXL 抑制剂，与 Ⅱ 型抑制剂的不同在于吉瑞替尼通常不受激活环中突变（例如 D835 点突变）的影响，能够结合 *FLT3* 突变的活性构象和非活性构象。吉瑞替尼治疗剂量为 120mg/d，CR/CRh 率为 34%，中位 OS 为 9.3 个月，比其他挽救性治疗疗效明显提高。

（2）BCL-2抑制剂：维奈克拉是一种选择性的BCL-2抑制剂，可特异性结合于抗凋亡蛋白BCL-2的BH3结构域，从而解除BCL-2对前凋亡蛋白的抑制作用，最终促进白血病细胞的凋亡。复发难治AML可以采取维奈克拉联合去甲基化药物治疗，有效率为30%~50%。如体能状况良好，建议维奈克拉联合CLAG-IDA或FLAG-IDA治疗，维奈克拉剂量不变，治疗时间缩短至14天（100mg第1天，200mg第2天，400mg第3~14天），也可以酌情减量。

（3）IDH1抑制剂：艾伏尼布是针对异柠檬酸脱氢酶-1（IDH1）突变的靶向口服抑制剂，单药治疗复发难治伴 *IDH1* 突变的AML缓解率为30%~40%。2018年7月20日美国FDA批准艾伏尼布（ivosidenib）500mg q.d. 用于伴 *IDH1* 突变的复发/难治性AML患者的治疗。中国国家药品监督管理局于2022年2月9日批准该药上市用于伴 *IDH1* 突变的复发/难治性AML。

（4）IDH2抑制剂：目前在中国尚未上市。

参考文献

［1］中华医学会血液学分会白血病淋巴瘤学组. 复发难治性急髓系白血病中国诊疗指南(2017年版). 中华血液学杂志, 2017, 38 (3): 183-184.

［2］DOHNER H, ESTEY E, GRIMWADE D, et al. Diagnosis and management of AML in adults: 2017 ELN recommendations from an international expert panel. Blood, 2017, 129 (4): 424-447.

［3］MARTIN MG, AUGUSTIN KM, UY GL, et al. Salvage therapy for acute myeloid leukemia with fludarabine, cytarabine, and idarubicin with or without gemtuzumabozogamicin and with concurrent or sequential G-CSF. Am J Hematol, 2009, 84 (11): 733-737.

[4] WIERZBOWSKA A, ROBAK T, PLUTA A, et al. Cladribine combined with high doses of arabinoside cyto-sine, mitoxantrone, and G-CSF (CLAG-M) is a highly effective salvage regimen in patients with refractory and relapsed acute myeloid leukemia of the poor risk: A final report of the Polish Adult Leukemia Group. Eur J Haema-tol, 2008, 80 (2): 115-126.

[5] MONTILLO M, MIRTO S, PETTI MC, et al. Fludarabine, cytarabine, and G-CSF (FLAG) for the treatment of poor risk acute myeloid leukemia. Am J Hematol, 1998, 58 (2): 105-109.

[6] PARKER JE, PAGLIUCA A, MIJOVIC A, et al. Fludarabine, cytarabine, G-CSF and idarubicin (FLAG-IDA) for the treat-ment of poor-risk myelodysplastic syndromes and acute myeloid leukaemia. Br J Haematol, 1997, 99 (4): 939-944.

[7] AMADORI S, ARCESE W, ISACCHI G, et al. Mitoxantrone, etoposide, and intermediate-dose cytarabine: An effec-tive and tolerable regimen for the treatment of refractory acute myeloid leukemia. J Clin Oncol, 1991, 9 (7): 1210-1214.

[8] BURNETT AK, MILLIGAN D, PRENTICE AG, et al. A comparison of low-dose cytarabine and hydroxyurea with or without all-trans retinoic acid for acute myeloid leukemia and high-risk myelodysplastic syndrome in patients not considered fit for intensive treatment. Cancer. 2007, 109 (6): 1114-1124.

[9] JENSEN MK, JOHANSEN P, STENTOFT J, et al. Salvage therapy with low-dose cytosine arabinoside in refractory or relapsed acute non-lymphocytic leukaemia: A report on 25 patients. Eur J Haematol, 1994, 52 (4): 236-239.

[10] FENAUX P, MUFTI GJ, HELLSTROM-LINDBERG E, et al. Azacitidine prolongs overall survival compared with conventional care regimens in elderly patients with low bone marrow blast count acute myeloid leukemia. J Clin Oncol, 2010, 28 (4): 562-569.

[11] CASHEN AF, SCHILLER GJ, O'DONNELL MR, et al. Multicenter, phase II study of decitabine for the first-line treatment of older patients with acute myeloid leukemia. J Clin Oncol, 2010, 28 (4): 556-561.

[12] ISSA JP, GARCIA-MANERO G, GILES FJ, et al. Phase 1 study of low-dose prolonged exposure sched-

复发难治性急性髓系白血病（非 APL）

ules of the hypomethylating agent 5-aza-2′-deoxycytidine (decitabine) in hematopoietic malignancies. Blood, 2004, 103 (5): 1635-1640.

[13] KANTARJIAN HM, THOMAS XG, DMOSZYNSKA A, et al. Multicenter, randomized, open-label, phase III trial of decitabine versus patient choice, with physician advice, of either supportive care or low-dose cytarabine for the treatment of older patients with newly diagnosed acute myeloid leukemia. J Clin Oncol, 2012, 30 (21): 2670-2677.

[14] AL-ALI HK, JAEKEL N, JUNGHANSS C, et al. Azacitidine in patients with acute myeloid leukemia medically unfit for or resistant to chemotherapy: A multicenter phase I / II study. Leuk Lymphoma, 2012, 53 (1): 110-117.

[15] PERL AE, ALTMAN JK, CORTES J, et al. Selective inhibition of FLT3 by gilteritinib in relapsed or refractory acute myeloid leukaemia: A multicentre, first-in-human, open-label, phase 1-2 study. Lancet Oncol, 2017, 18 (8): 1061-1075.

[16] RAVANDI F, ALATTAR ML, GRUNWALD MR, et al. Phase 2 study of azacytidine plus sorafenib in patients with acute myeloid leukemia and FLT-3 internal tandem duplication mutation. Blood, 2013, 121 (23): 4655-4662.

[17] MUPPIDI MR, PORTWOOD S, GRIFFITHS EA, et al. Decitabine and sorafenib therapy in FLT-3 ITD-mutant acute myeloid leukemia. Clin Lymphoma Myeloma Leuk, 2015, 15 Suppl: S73-S79.

[18] STEIN EM, DINARDO CD, POLLYEA DA, et al. Enasidenib in mutant IDH2 relapsed or refractory acute myeloid leukemia. Blood, 2017, 130 (6): 722-731.

[19] DINARDO CD, STEIN EM, DE BOTTON S, et al. Durable remissions with ivosidenib in IDH1-mutated relapsed or refractory AML. N Engl J Med, 2018, 378 (25): 2386-2398.

[20] TAKSIN AL, LEGRAND O, RAFFOUX E, et al. High efficacy and safety profile of fractionated doses of Mylotarg as induction therapy in patients with relapsed acute myeloblastic leukemia: A prospective study of the alfa group. Leukemia, 2007, 21 (1): 66-71.

[21] DINARDO CD, PRATZ KW, LETAI A, et al. Safety and preliminary efficacy of venetoclax with decitabine

or azacitidine in elderly patients with previously untreated acute myeloid leukaemia: A nonrandomised, open-label, phase 1b study. Lancet Oncol, 2018, 19 (2): 216-228.

[22] DINARDO CD, PRATZ K, PULLARKAT V, et al. Venetoclax combined with decitabine or azacitidine in treatment-naive, elderly patients with acute myeloid leukemia. Blood, 2019, 133 (1): 7-17.

[23] BROWN PA, SHAH B, ADVANI A, et al. Acute lymphoblastic leukemia, Version 2. 2021, NCCN Clinical Practice Guidelines in Oncology. J Natl Compr Canc Netw, 2021, 19 (9): 1079-1109.

复发难治性急性髓系白血病（非 APL）

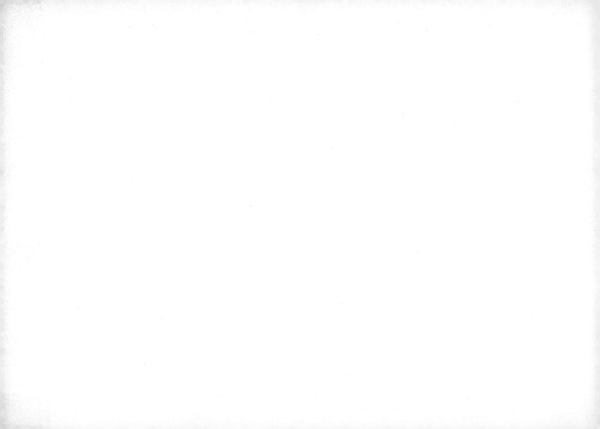

5　急性早幼粒细胞白血病

5.1 治疗前评估

	Ⅰ级推荐	Ⅱ级推荐	Ⅲ级推荐
病史采集和体格检查	病史采集（包括出血、贫血、感染等症状） 体格检查（出血、面色、胸骨压痛、心脏和肺部）体能状态评分		
实验室检查	血常规、尿常规、便常规、血涂片、生化全项、DIC、感染筛查（乙肝＋丙肝＋艾滋病病毒＋梅毒，异常者需完善病毒载量或行确证试验）		
影像学检查	心电图、心脏彩超、胸部 X 线片，CNS 受累行 MRI	CT	腹部超声
骨髓检查	骨髓穿刺（形态、流式、染色体、基因）		

急性早幼粒细胞白血病

5.2 病理诊断

骨髓	I 级推荐	II 级推荐	III 级推荐
形态学	以异常的颗粒增多的早幼粒细胞增生为主，且细胞形态较一致，可见内外浆，胞质中有大小不均的颗粒，常见呈柴捆状的 Auer 小体。细胞化学：过氧化酶强阳性、糖原染色呈阴性或弱阳性		
免疫分型	表达 CD13、CD33、CD117 和 MPO，不表达或弱表达 CD34、HLA-DR、CD11b、CD14、CD64、CD56		
染色体	典型为 t（15；17）（q22；q12）；变异型罕见（见注释）	FISH	
基因	典型为 *PML::RARa*；变异型罕见（见注释）		二代测序

【注释】

16 种变异型 APL 染色体和基因异常

RARA-重排	染色体异常
ZBTB16∷*RARA*	t（11；17）（11q23；q12）
NPM∷*RARA*	t（5；17）（5q35；q12）
NuMA∷*RARA*	t（11；17）（q13；q21）
STAT5b∷*RARA*	der（17）
PRKAR1A∷*RARA*	t（17；17）（q24；q12）
FIP1L1∷*RARA*	t（4；17）（q12；q21）
BCOR∷*RARA*	t（X；17）（p11；q21）
OBFC2A∷*RARA*	t（2；17）（q32；q21）
TBLR1∷*RARA*	t（3；17）（q26；q21）
GTF2I∷*RARA*	t（7；17）（q11；q21）
IRF2BP2∷*RARA*	t（1；17）（q42；q21）
STAT3∷*RARA*	t（17；17）（17q21；q12）
FNDC3B∷*RARA*	t（1；17）（q42；q21）
NUP98∷*RARA*	t（11；17）（p15；q21）
TFG∷*RARA*	t（3；14；17）（q12；q11；q21）
TNRC18∷*RARA*	t（7；17）（p22；q21）

5% 的 APL 患者核型正常。常规染色体检测有时还可发现除 t（15；17）以外的附加染色体异常。

5.3 预后分层

（1）低危：初诊白细胞 ≤ 10×10^9/L。
（2）高危：初诊白细胞计数 > 10×10^9/L。

5.4 初治典型 t（15；17）急性早幼粒细胞白血病的治疗

5.4.1 基于预后分层治疗

	Ⅰ级推荐	Ⅱ级推荐	Ⅲ级推荐
低危	ATRA+砷剂（无化疗）方案［首选］（方案1）		ATRA+化疗方案［砷剂不耐受或无砷剂药品］［备选］（方案2）
高危	ATRA+砷剂+化疗诱导、化疗巩固3个疗程、ATRA/砷剂维持2年（方案3）或者ATRA+ATO+化疗诱导、ATRA+ATO+化疗巩固2个疗程/ATRA+ATO巩固第3个疗程、ATRA → ATO → ATO → MTX维持20个月（5个周期）（方案4）	ATRA+砷剂+化疗诱导、ATRA/砷剂巩固7个月（方案5）ATRA+砷剂+化疗诱导、ATRA+砷剂巩固2个疗程、ATRA/6-MP/MTX维持2年（方案6）	

5.4.2 复发（包括分子复发）患者（接受上述含砷剂的一线治疗患者）

	Ⅰ级推荐	Ⅱ级推荐	Ⅲ级推荐
复发		ATRA+砷剂 ± 化疗方案 腰穿筛查 CNSL。分子转阴行自体移植。 分子不转阴行异体移植（方案7）	临床试验、异体移植

5.4.3 附录：治疗方案汇总

（1）方案1

1）诱导治疗：ATRA［25mg/（m²·d）］+亚砷酸［0.16mg/（kg·d）］或者复方黄黛片［60mg/（kg·d）］直到 CR，总计约 1 个月［治疗前白细胞（4~10）×10⁹/L，羟基脲 1.0g，t.i.d.，p.o.，d1~7；治疗前白细胞计数<4×10⁹/L，待治疗中白细胞计数>4×10⁹/L 时加羟基脲 1.0g，t.i.d.，p.o.，d1~7；治疗中白细胞计数>10×10⁹/L 时，酌情加用蒽环类药物或阿糖胞苷］。

2）巩固治疗：ATRA［25mg/（m²·d）］×2 周，间歇 2 周，为 1 个疗程，共 7 个疗程。亚砷酸［0.16mg/（kg·d）］或者复方黄黛片［60mg/（kg·d）］×4 周，间歇 4 周，为 1 个疗程，共 4 个疗程。总计约 7 个月。

（2）方案2

1）诱导治疗：ATRA 25mg/（m²·d）直到 CR，柔红霉素（DNR）［45mg/（m²·d）静脉注射］

或去甲氧柔红霉素［IDA 8mg/（$m^2 \cdot d$）静脉注射］，d2、d4、d6。

2）巩固治疗（2个疗程）：ATRA 25mg/（$m^2 \cdot d$）×14天＋柔红霉素（DNR）［45mg/（$m^2 \cdot d$）静脉注射］或去甲氧柔红霉素［IDA 8mg/（$m^2 \cdot d$）静脉注射］×3天，休28天，为1个疗程，共2个疗程。

3）维持治疗：每3个月为1个周期。ATRA 25mg/（$m^2 \cdot d$），d1~14，6-MP 50~90mg/（$m^2 \cdot d$），d15~90，MTX 5~15mg/（$m^2 \cdot$周）。共8个周期，总计维持期2年余。

4）CNSL预防6次。

（3）方案3

1）诱导治疗：ATRA［25mg/($m^2 \cdot d$)］+亚砷酸［0.16mg/($kg \cdot d$)］或者复方黄黛片［60mg/($kg \cdot d$)］，直到CR；蒽环类或者蒽醌类药物控制白细胞增高。

2）巩固治疗（3个疗程）：可选方案

① HA方案：HHT 2mg/（$m^2 \cdot d$），d1~7，Ara-C 100mg/（$m^2 \cdot d$），d1~5。

② MA方案：MIT 6~8mg/（$m^2 \cdot d$），d1~3，Ara-C 100mg/（$m^2 \cdot d$），d1~5。

③ DA方案：DNR 40mg/（$m^2 \cdot d$），d1~3，Ara-C 100mg/（$m^2 \cdot d$），d1~5。

④ IA方案：IDA 8mg/（$m^2 \cdot d$），d1~3，Ara-C 100mg/（$m^2 \cdot d$），d1~5。

若第三次巩固化疗后未达到分子学转阴，可加用去甲氧柔红霉素［8mg/（$m^2 \cdot d$），d1~3）］和阿糖胞苷（1.0g/m^2，q.12h.，d1~3）。必须达到分子学转阴后方可开始维持治疗。

3）维持治疗：每3个月为1个周期。第1个月：ATRA 25mg/（$m^2 \cdot d$）×14天，间歇14天；第2个月和第3个月：亚砷酸 0.16mg/（$kg \cdot d$）或口服复方黄黛片 60mg/（$kg \cdot d$）×14天，间歇14

天。完成 8 个周期，总计约 2 年维持期。

4）CNSL 预防至少 2 次。

（4）方案 4

1）诱导治疗：ATRA［25mg/（m² · d）］，d1~28；亚砷酸［0.16mg/（kg · d）］，d1~28，IDA［8mg/（m² · d）或 DNR 45mg/（m² · d）］，静脉注射，d2、d4、d6。

2）巩固治疗（3 个疗程）

第 1 次巩固：ATRA 25mg/（m² · d），d1~14+ 亚砷酸 0.16mg/（kg · d），d1~14+IDA［8mg/（m² · d）或 DNR 45mg/（m² · d），d1~3］。

第 2 次巩固：ATRA 25mg/（m² · d），d1~14+ 亚砷酸 0.16mg/（kg · d），d1~14+IDA［8mg/（m² · d）或 DNR 45mg/（m² · d），d1~3］。

第 3 次巩固：ATRA 25mg/（m² · d），d1~14+ 亚砷酸 0.16mg/（kg · d），d1~14。

3）维持治疗：每 4 个月为 1 个周期，共 5 个周期。第 1 个月：ATRA 25mg/（m² · d）× 14 天，间歇 14 天；第 2 个月和第 3 个月：亚砷酸 0.16mg/（kg · d）× 14 天，间歇 14 天。第 4 个月：MTX 15mg/（m² · 周）× 28 天，总计维持期约 20 个月。

（5）方案 5

1）诱导治疗：ATRA［25mg/（m² · d）］+ 复方黄黛片［60mg/（kg · d）］+ 短程小剂量化疗（Ara-C 200mg/d+ 羟基脲 3g/d，直到白细胞下降到 10×10^9/L，或者 +DNR 40mg/d，d2、d3），直到 CR，总计约 1 个月。

2）巩固治疗：ATRA［25mg/（m² · d）］× 2 周，间歇 2 周，为 1 个疗程，共 7 个疗程。亚砷酸

［0.16mg/（kg·d）］或者复方黄黛片［60mg/（kg·d）］×4周，间歇4周，为1个疗程，共4个疗程。总计约7个月。

3）CNSL预防至少2次。

（6）方案6

1）诱导治疗：ATRA［25mg/（m²·d）］，d1~36；亚砷酸［0.16mg/（kg·d）］，d9~36，IDA［6~12mg/（m²·d）］，静脉注射，d2、d4、d6、d8。

2）巩固治疗（2个疗程）

ATRA 25mg/（m²·d），d1~28+亚砷酸0.16mg/（kg·d），d1~28。

ATRA 25mg/（m²·d），d1~7，d15~21，d29~35+亚砷酸0.16mg/（kg·d），d1~5，d8~12，d15~19，d22~26，d29~33。

3）维持治疗（2年）：每3个月为1个周期。ATRA 25mg/（m²·d），d1~14，6-MP 50~90mg/（m²·d），d15~90，MTX 5~15mg/（m²·周）。共8个周期，总计维持期2年。

（7）方案7

一般采用亚砷酸+ATRA±蒽环类化疗进行再次诱导治疗。诱导缓解后必须进行鞘内注射，预防中枢神经系统白血病（CNSL）。达再次CR者进行 *PML::RARa* 融合基因检测，融合基因转阴性者行自体造血干细胞移植或亚砷酸+维A酸巩固治疗（不适合移植者）6个疗程，融合基因仍为阳性者进入临床研究或行异基因造血干细胞移植。再诱导未缓解者，可加入临床研究或行异基因造血干细胞移植。

5.5 初诊变异型急性早幼粒细胞白血病的治疗

RARA 重排	易位	报道病例数	ATRA 敏感性	ATO 敏感性
ZBTB16∷RARA	t（11；17）（q23；q21）	>30	反应差	反应差
NPM∷RARA	t（5；17）（q35；q21）	？	敏感	未检测
NuMA∷RARA	t（11；17）（q13；q21）	1	敏感	未检测
STAT5b∷RARA	der（17）	9	反应差	反应差
PRKAR1A∷RARA	t（17；17）（q21；q24）or del（17）（q21；q24）	1	敏感	敏感
FIP1L1∷RARA	t（4；17）（q12；q21）	2	1 例敏感	未检测
BCoR∷RARA	t（X；17）（p11；q21）	2	2 例敏感	1 例不敏感
OBFC2A∷RARA	t（2；17）（q32；q21）	1	2 例病例 1 例体外敏感	未检测
TBLR1∷RARA	t（3；17）（q26；q21）	1	不敏感	未检测
GTF2I∷RARA	t（7；17）（q11；q21）	1	敏感	敏感

初诊变异型急性早幼粒细胞白血病的治疗（续）

RARA 重排	易位	报道病例数	ATRA 敏感性	ATO 敏感性
IRF2BP2∷RARA	t（1；17）（q42；q21）	3	敏感	敏感
FNDC3B∷RARA	t（1；17）（q42；q21）	1	敏感	敏感
NUP98∷RARA	t（11；17）（p15；q21）	1	敏感	未检测
TFG∷RARA	t（3；14；17）（q12；q11；q21）	1	敏感	未检测
TNRC18∷RARA	t（7；17）（p22；q21）	1	不敏感	不敏感

急性早幼粒细胞白血病

5.6 诊治流程和支持治疗

	Ⅰ级推荐	Ⅱ级推荐	Ⅲ级推荐
诊断流程			
			一旦怀疑 APL，按照急诊处理
			到有经验的综合医院的血液病中心，快速启动治疗
		确诊靠 PML::RARA（或变异型）分子检测	
		除了 FISH，其他 RT-PCR，RQ-PCR 或者 PML-抗体免疫荧光可以辅助快速诊断	
凝血异常的处理			
	一旦怀疑 APL，立刻用维 A 酸		
		输注单采血小板，以维持血小板计数 ≥（30~50）× 10^9/L；输注纤维蛋白原、冷沉淀、凝血酶原复合物和冰冻血浆，维持 Fg>1 500mg/L 及 PT 和 APTT 接近正常	

诊治流程和支持治疗（续）

	Ⅰ级推荐	Ⅱ级推荐	Ⅲ级推荐
		每日监测 DIC 相关指标，直至凝血功能正常。 如有纤溶异常，应快速给予 ATRA。如有器官大出血，可应用活化重组Ⅶ因子	
			肝素、止血环酸、抗凝和抗纤溶药物不建议常规应用
			PICC、腰穿、气管镜等在诱导期避免进行
			APL 诱导治疗期间不主张应用 G-CSF
治疗前高白细胞的处理			
		立刻降细胞处理，羟基脲、阿糖胞苷、柔红霉素、去甲氧柔红霉素。避免常规剂量或大剂量化疗	
		高白细胞 APL 患者的治疗：不推荐白细胞分离术。可给予水化及化疗药物	
			糖皮质激素预防分化综合征

5.7 分化综合征、心脏毒性、中枢神经系统白血病的处理

5.7.1 APL 分化综合征

临床有以下 7 个表现：不明原因发热、呼吸困难、胸腔或心包积液、肺部浸润、肾衰竭、低血压、体重增加 5kg。符合 2~3 个者，属于轻度分化综合征；符合 4 个或更多者，属于重度分化综合征。分化综合征的发生通常发生于初诊或复发患者，白细胞计数>10×10^9/L 并持续增长者，应考虑停用 ATRA 或亚砷酸或者减量，并密切关注体液容量负荷和肺功能状态，尽早使用地塞米松（10mg，静脉注射，每日 2 次），直至低氧血症解除。

5.7.2 砷剂不良反应监测

治疗前进行心电图（评估有无 QT 间期延长）检查，外周血的肝功能和肾功能相关检查，同时要注意口服砷剂患者的消化道反应。

5.7.3 中枢神经系统白血病（CNSL）的预防和治疗

低危 APL 患者，ATRA 联合砷剂作为一线治疗方案中不建议预防性鞘内治疗；高危 APL 或复发患者，因发生 CNSL 的风险增加，对这些患者应进行至少 2~6 次预防性鞘内治疗。对于已诊断 CNSL 患者，按照 CNSL 常规鞘内方案执行。

5.8 疗效评价和监测

5.8.1 诱导阶段评估

ATRA 的诱导分化作用可以维持较长时间，在诱导治疗后较早行骨髓评价可能不能反映实际情况。因此，骨髓形态学评价一般在第 4~6 周、血细胞计数恢复后进行，此时细胞遗传学一般正常，而 *PML::RARa* 转录本在多数患者仍为阳性。完全缓解标准同其他 AML。

5.8.2 微小残留病（MRD）监测

建议采用定量 PCR 监测骨髓 *PML::RARa* 转录本水平，治疗期间建议 2~3 个月进行一次分子学反应评估，持续监测 2~3 年。上述融合基因持续阴性者继续维持治疗，融合基因转阳性者 4 周内复查。复查阴性者继续维持治疗，确实阳性者按复发处理。流式细胞术因对于 APL 的 MRD 敏感性显著小于定量 PCR，因此不建议单纯采用流式细胞术对 APL 进行 MRD 监测。

参考文献

［1］中华医学会血液学分会, 中国医师协会血液科医师分会. 中国急性早幼粒细胞白血病诊疗指南 (2018 年版). 中华血液学杂志, 2018, 39 (3): 179-183.

［2］National Comprehensive Cancer Network. NCCN Clinical Practice Guidelines in Oncology: Acute

Myeloid Leukemia.[2023-03-13]. https://www. nccn. org/professionals/physician_gls/pdf/aml. pdf.

[3] LI JM, CHEN L, ZHU HM, et al. Retinoic acid and arsenic trioxide with or without chemotherapy for acute promyelo-cytie leukemia with different risk stratifications: A interim analysis of China APL 2012 study. Blood, 2016, 128: 445.

[4] SHEN ZX, SHI ZZ, FANG J, et al. All-trans retinoic acid/As$_2$O$_3$ combination yields a high quality remission and survival in newly diagnosed acute promyelocytic leukemia. Proc Natl Acad Sci USA, 2004, 101 (15): 5328-5335.

[5] HU J, LIU YF, WU CF, et al. Long-term efficacy and safety of all-trans retinoic acid/arsenic trioxide-based therapy in newly diagnosed acute promyelocytic leukemia. Proc Natl Acad Sci USA, 2009, 106 (9): 3342-3347.

[6] ZHU H, HU J, CHEN L, et al. The 12-year follow-up of survival, chronic adverse effects, and retention of arsenic in patients with acute promyelocytic leukemia. Blood, 2016, 128 (11): 1525-1528.

[7] LO-COCO F, AVVISATI G, VIGNETTI M, et al. Retinoic acid and arsenic trioxide for acute promyelocytic leuke-mia. N Engl J Med, 2013, 369 (2): 111-121.

[8] ZHU HH, HUANG XJ. Oral arsenic and retinoic acid for non-high-risk acute promyelocytic leukemia. N Engl J Med, 2014, 371 (23): 2239-2241.

[9] ZHU HH, WU DP, JIN J, et al. Oral tetra-arsenic tetrasulfide formula versus intravenous arsenic trioxide as first-line treatment of acute promyelocytic leukemia: A multicenter randomized controlled trial. J Clin Oncol, 2013, 31 (33): 4215-4221.

[10] ZHU HH, WU DP, DU X, et al. Oral arsenic plus retinoic acid versus intravenous arsenic plus reti-noic acid for non-high-risk acute promyelocytic leukaemia: A multicentre randomized controlled trial. Lancet Oncol, 2018, 19 (7): 871-879.

[11] MONTESINOS P, BERGUA JM, VELLENGA E, et al. Differentiation syndrome in patients with acute promyelo-cytic leukemia treated with all-trans retinoic acid and anthracycline chemotherapy: Characteristics, outcome, and prognostic factors. Blood, 2009, 113 (4): 775-783.

[12] ILAND HJ, COLLINS M, BRADSTOCK K, et al. Use of arsenic trioxide in remission induction and consolidation therapy for acute promyelocytic leukaemia in the Australasian Leukaemia and Lymphoma Group (ALLG) APML4 study: A nonrandomised phase 2 trial. Lancet Haematol, 2015, 2 (9): e357-e366.

[13] BURNETT AK, RUSSELL NH, HILLS RK, et al. Arsenic trioxide and all-trans retinoic acid treatment for acute promyelocytic leukaemia in all risk groups (AML17): Results of a ran-domised, controlled, phase 3 trial. Lancet Oncol, 2015, 16 (13): 1295-1305.

[14] GABERT J, BEILLARD E, VAN DER VELDEN VH, et al. Standardization and quality control studies of "real-time" quantitative reverse transcriptase polymerase chain reaction of fusion gene transcripts for residual disease detection in leukemia: a Europe Against Cancer program. Leukemia, 2003, 17 (12): 2318-2357.

[15] CHESON BD, BENNETT JM, KOPECKY KJ, et al. Revised recommendations of the International Working Group for Diagnosis, Standardization of Response Criteria, Treatment Outcomes, and Reporting Standards for Therapeutic Trials in acute myeloid leukemia. J Clin Oncol, 2003, 21 (24): 4642-4649.

[16] SANZ MA, LO COCO F, MARTÍN G, et al. Definition of relapse risk and role of nonanthracycline drugs for consolidation in patients with acute promyelocytic leukemia: A joint study of the PETH-EMA and GIMEMA cooperative groups. Blood, 2000, 96 (4): 1247-1253.

[17] DÖHNER H, ESTEY E, GRIMWADE D, et al. Diagnosis and management of AML in adults: 2017 ELN recommendations from an international expert panel. Blood, 2017, 129 (4): 424-447.

[18] MONTESINOS P, BERGUA JM, VELLENGA E, et al. Differentiation syndrome in patients with acute promyelocytic leukemia treated with all-trans retinoic acid and anthracycline chemotherapy: Characteristics, outcome, and prognostic factors. Blood, 2009, 113 (4): 775-783.

[19] ZHU HH, HU J, LO COCO F, et al. Simpler the better: Oral arsenic for acute promyelocytic leukemia. Blood, 2019, 134 (7): 597-605.

急性早幼粒细胞白血病

［20］ ZHU HH, LIU YR, JIA JS, et al. Oral arsenic and all-trans retinoic acid for high-risk acute promyelocytic leuke-mia. Blood, 2018, 131 (26): 2987-2989.

［21］ SANZ MA, FENAUX P, TALLMAN MS, et al. Management of acute promyelocytic leukemia: Updated recommen-dations from an expert panel of the European Leukemia Net. Blood, 2019, 133 (15): 1630-1643.

［22］ ZHU HH, YANG MC, WANG F, et al. Identification of a novel NUP98-RARA fusion transcript as the 14th variant of acute promyelocytic leukemia. Am J Hematol, 2020, 95 (7): E184-E186.

［23］ CHONG ML, CHENG H, XU P, et al. TFG-RARA: A novel fusion gene in acute promyelocytic leukemia that is responsive to all-trans retinoic acid. Leuk Res, 2018, 74: 51-54.

［24］ CHEN L, ZHU HM, LI Y, et al. Arsenic trioxide replacing or reducing chemotherapy in consolidation therapy for acute promyelocytic leukemia (APL2012 trial). Proc Natl Acad Sci USA, 2021, 118 (6): e2020382118.

［25］ MA YF, LU Y, WU Q, et al. Oral arsenic and retinoic acid for high-risk acute promyelocytic leukemia. J Hematol Oncol, 2022, 15 (1): 148.

急性早幼粒细胞白血病

6 慢性淋巴细胞白血病

6.1 治疗前评估

I 级推荐	II 级推荐	III 级推荐
病史和体格检查	骨髓涂片及活检 + 免疫组化	二代测序检测基因突变
体能状态	网织红细胞计数	
B 症状	直接抗人球试验	
全血细胞计数和血细胞分类	血清免疫球蛋白（IgG、IgA、IgM）	
外周血涂片	MRI、PET/CT	
流式细胞术淋巴细胞免疫分型	浅表及腹部超声	
血清生化，包括肝肾功能、电解质、乳酸脱氢酶（LDH）、尿酸等	心电图、超声心动图	
常规染色体核型分析（CpG+IL2 刺激）	病毒感染指标（CMV/EBV）	
细胞分子遗传学（FISH）检测		
TP53 突变状态		

Ⅰ级推荐	Ⅱ级推荐	Ⅲ级推荐
IGHV 突变状态		
血清 β₂ 微球蛋白（β₂-MG）		
增强 CT（颈、胸、腹、盆腔）		
病毒感染指标（HBV/HCV/HIV）		

【注释】

慢性淋巴细胞白血病（chronic lymphocytic leukemia，CLL）是主要发生在中老年人群的一种成熟 B 淋巴细胞克隆增殖性肿瘤，以淋巴细胞在外周血、骨髓、脾和淋巴结聚集为特征。

CLL 治疗前必须对患者进行全面评估。评估的内容如下。

（1）病史和体格检查：特别是淋巴结（包括咽淋巴环和肝、脾大小）。

（2）体能状态：ECOG 和 / 或疾病累积评分表（CIRS）评分。

（3）B 症状：盗汗、发热、体重减轻、疲乏。

（4）血常规检测：包括白细胞计数及分类、血小板计数、血红蛋白水平等。

（5）外周血涂片、流式细胞术淋巴细胞免疫分型用于 CLL 诊断。

（6）血清生化检测，包括肝肾功能、电解质、LDH、尿酸。

（7）常规染色体核型分析（CpG+IL2 刺激）。

（8）FISH 检测 del（13q）、+12、del（11q）、del（17p）。

（9）*TP53* 突变状态、*IGHV* 突变状态。

（10）血清 β_2-MG。

（11）骨髓穿刺及活检：治疗前、疗效评估及鉴别血细胞减少原因时进行，典型病例的诊断、常规随访无需骨髓检查。

（12）网织红细胞计数和直接抗人球蛋白试验（怀疑有溶血时必做）。

（13）感染筛查：HBV、HCV、HIV、CMV、EBV 检测。

（14）特殊情况下检测：免疫球蛋白（IgG、IgA、IgM）定量。

（15）心电图、超声心动图检查（拟采用 BTK 抑制剂、蒽环类或蒽醌类药物治疗时）。

（16）颈、胸、腹、盆腔增强 CT 检查、PET/CT 等。PET/CT 有助于判断是否发生组织学转化并指导活检部位（摄取最高部位）。

（17）因 *TP53* 等基因的亚克隆突变可能具有预后意义，故在有条件的单位，可开展 NGS 检测基因突变，以帮助判断预后和指导治疗。

6.2 诊断

	Ⅰ级推荐	Ⅱ级推荐	Ⅲ级推荐
血常规	外周血单克隆 B 淋巴细胞计数 $\geq 5 \times 10^9$/L，且持续 ≥ 3 个月（如有典型 CLL 免疫表型、形态学等特征，时间长短对 CLL 的诊断意义不大）		
外周血流式	$CD19^+$、$CD5^+$、$CD23^+$、$CD200^+$、$CD10^-$、$FMC7^-$、$CD43^{+/-}$；表面免疫球蛋白（sIg）、CD20、CD22 及 CD79b 弱表达（dim）。流式细胞术免疫表型确认 B 细胞的克隆性，即 B 细胞表面限制性表达 κ 或 λ 轻链（κ：λ>3∶1 或 <0.3∶1）或 25% 的 B 细胞 sIg 不表达	CD148	
外周血涂片	小的、形态成熟的淋巴细胞显著增多，其细胞质少、核致密、核仁不明显、染色质部分聚集，易见涂抹细胞		

诊断（续）

	I 级推荐	II 级推荐	III 级推荐
FISH 检测		t（11；14），鉴别套细胞淋巴瘤	
骨髓活检		免疫组化检测 CCND1、SOX11、LEF1 鉴别套细胞淋巴瘤	

【注释】

CLL 诊断要求：①外周血单克隆性 B 淋巴细胞计数 ≥ 5×10^9/L，且持续 ≥ 3 个月（如具有典型的 CLL 免疫表型、形态学等特征，时间长短对 CLL 的诊断意义不大）。②外周血单克隆性 B 淋巴细胞必须经流式细胞术检查确认为克隆性，即细胞表面限制性表达免疫球蛋白的或轻链（κ：λ>3：1 或<0.3：1）；另外，如 sIg 阴性 CD19 细胞>25% 也支持克隆性；典型的流式细胞学免疫表型：CD19$^+$、CD5$^+$、CD23$^+$、CD200$^+$、CD10$^-$、FMC7$^-$、CD43$^{+/-}$；sIg、CD20 及 CD79b 弱表达（dim）。③外周血涂片的形态学特征为成熟样小淋巴细胞（观察 CLL 细胞形态学外周血涂片优于骨髓涂片），幼淋细胞比例增高者预后不佳，同时需结合其他指标确认是否转化，特别是进行性增高时。

2017 版 WHO 有关造血与淋巴组织肿瘤分类中提出外周血单克隆 B 淋巴细胞计数<5×10^9/L，如

无髓外病变，即使出现血细胞少或疾病相关症状，也不能诊断 CLL。但 2018 年更新的国际 CLL 工作组标准仍将此种情况诊断为 CLL。国内绝大多数专家也认为这种情况在排除其他原因导致的血细胞减少后，其临床意义及治疗同 CLL，因此应诊断为 CLL。

根据 CLL 免疫表型积分系统（CD5$^+$、CD23$^+$、FMC7$^-$、sIg^{dim}、CD22/CD79b$^{dim/-}$ 各积 1 分），CLL 积分为 4~5 分，其他 B 淋巴细胞淋巴增殖性疾病为 0~2 分。积分 ≤ 3 分的患者需要结合淋巴结、脾脏、骨髓组织细胞学及遗传学、分子生物学检查等进行鉴别诊断，特别是套细胞淋巴瘤（MCL）、白血病期的边缘区淋巴瘤（MZL）（尤其是脾边缘区淋巴瘤（SMZL）、淋巴浆细胞淋巴瘤（LPL），它们也可表达 CD5，但大多不表达 CD23（特别是 MZL）。

大多数 CLL 细胞表达 CD5（表达强度低于 T 细胞，临床上需注意假阴性可能）和 B 细胞抗原 CD19、CD20 和 CD23。典型的 CLL 免疫表型为 CD5$^+$、CD23$^+$、CD200$^+$、CD43$^{+/-}$、CD10$^-$、CD19$^+$、CD20^{dim}（dim：弱表达）、sIg^{dim} 和 CCND1$^-$（此抗原需通过免疫组织化学检测）；部分患者可能表现为 sIg^{bright}（bright：强表达）、CD23$^{-/dim}$、FMC7 弱阳性，由于同样是 CD5$^+$ 的 MCL 或 FMC7$^+$、CD23$^-$、sIg 及 CD20 表达强于 CLL 等与 CLL 有类似的免疫表型，因此对于免疫表型不典型的 CLL（CD23^{dim} 或阴性、CD20^{bright}、sIg^{bright} 或 FMC-7$^+$ 等），需要采用免疫组织化学染色检测 CCND1、SOX11、LEF1 等（CLL 表达 LEF1，MCL 表达 CCND1 及 SOX11）以及 FISH 检测 t（11；14），以便与 MCL 鉴别。

对于外周血存在克隆性 B 细胞，但 B 淋巴细胞绝对计数 <5 × 10^9/L，同时不伴有淋巴结（所有淋巴结 <1.5cm）、肝、脾大，无贫血及血小板减少，无淋巴增殖性疾病相关症状的患者，应诊断为单克隆 B 淋巴细胞增多症（MBL）；MBL 大多 CD5$^+$，且呈典型的 CLL 表型，也可 CD5$^-$；CLL 表型的 MBL，根据外周血克隆性 B 淋巴细胞绝对计数分为低计数 MBL（<0.5 × 10^9/L）及高计数 MBL

（≥0.5×10⁹/L），前者进展为 CLL 的风险很小，无需常规随访，后者每年 1%~2% 进展为需要治疗的 CLL，所以处理原则同早期 CLL。几乎所有的 CLL 来自 CLL 表型的 MBL，所以确诊的 CLL 患者，应尽可能追溯既往血细胞变化，可以初步了解疾病进展速度。对于非 CLL 表型的 MBL，应进行包括影像学在内的系统检查，以排除其他外周血受累的非霍奇金淋巴瘤。

小淋巴细胞淋巴瘤（SLL）与 CLL 是同一种疾病的不同表现，约 20% 的 SLL 进展为 CLL。淋巴组织具有 CLL 的细胞形态与免疫表型特征。确诊必须依赖病理组织学及免疫组化检查。临床特征：①淋巴结和/或脾、肝大；②无血细胞减少；③外周血单克隆 B 淋巴细胞<5×10⁹/L。CLL 与 SLL 的主要区别在于前者主要累及外周血和骨髓，而后者则主要累及淋巴结和骨髓（此特征很重要，对骨髓受累 SLL 患者可以利用骨髓标本进行流式细胞术免疫分型、染色体核型分析、基因突变等检测）。Lugano I 期 SLL 可局部放疗，其他 SLL 的治疗指征和治疗选择同 CLL，以下均称为 CLL。

6.3 分期及预后

分期	定义
Binet 分期	
Binet A	MBC $\geq 5 \times 10^9$/L，Hb ≥ 100g/L，PLT $\geq 100 \times 10^9$/L，<3 个淋巴区域
Binet B	MBC $\geq 5 \times 10^9$/L，Hb ≥ 100g/L，PLT $\geq 100 \times 10^9$/L，≥ 3 个淋巴区域
Binet C	MBC $\geq 5 \times 10^9$/L，Hb<100g/L 和 / 或 PLT<100 $\times 10^9$/L
Rai 分期	
低危	
Rai 0	仅 MBC $\geq 5 \times 10^9$/L
中危	
Rai I	MBC $\geq 5 \times 10^9$/L+ 淋巴结肿大
Rai II	MBC $\geq 5 \times 10^9$/L+ 肝和 / 或脾大 ± 淋巴结肿大
高危	
Rai III	MBC $\geq 5 \times 10^9$/L+Hb<110g/L ± 淋巴结 / 肝 / 脾大
Rai IV	MBC $\geq 5 \times 10^9$/L+PLT<100 $\times 10^9$/L ± 淋巴结 / 肝 / 脾大

注: 5 个淋巴区域包括颈、腋下、腹股沟(单侧或双侧均计为 1 个区域)、肝和脾。MBC.单克隆 B 淋巴细胞计数。免疫性血细胞减少不作为分期的标准。

慢性淋巴细胞白血病

113

慢性淋巴细胞白血病国际预后指数（CLL-IPI）

参数	不良预后因素	积分	CLL-IPI 积分/分	危险分层	5 年生存率/%
TP53 异常	缺失或突变	4	0~1	低危	93.2
IGHV 突变状态	无突变	2	2~3	中危	79.4
β_2-MG	>3.5mg/L	2	4~6	高危	63.6
临床分期	Rai I ~ IV 或 Binet B~C	1	7~10	极高危	23.3
年龄	>65 岁	1			

【注释】

CLL 患者的中位生存期约 10 年，但不同患者的预后呈高度异质性。性别、年龄、体能状态、伴随疾病、外周血淋巴细胞计数及倍增时间，以及 LDH、β_2-MG、胸苷激酶 1（TK1）等临床和实验指标是重要的传统预后因素。临床上对于 CLL 广泛应用 Rai 和 Binet 两种临床分期系统。这两种分期均仅依赖简单的体格检查和血常规检查，不需要进行超声、CT 或 MRI 扫描等影像学检查。

这两种临床分期系统存在以下缺陷：①处于同一分期的患者，其疾病发展过程存在异质性；②不能预测早期患者疾病是否进展以及进展的速度，而目前大多患者诊断时处于疾病早期。目前预后意义比较明确的生物学标志有：IGHV 突变状态及片段使用，染色体异常［推荐 CpG+IL2 刺激的染色体核型分析，FISH 检测 del（13q）、+12、del（11q）（*ATM* 基因缺失）、del（17p）（*TP53* 基因缺失）等，基因突变推荐 NGS 检测 *TP53*、*NOTCH1*（含非编码区）、*SF3B1*、*BIRC3* 等基因，流式细胞术检测 CD38、ZAP70 及 CD49d 表达等。*IGHV* 无突变状态的 CLL 患者预后较差；使用 VH3-21 片段的患者，如属于 B 细胞受体（BCR）同型模式 2 亚群，无论 IGHV 的突变状态，其预后均较差。具有染色体复杂核型异常、del（17p）和 / 或 *TP53* 基因突变的患者预后最差，*TP53* 基因或其他基因的亚克隆突变的预后价值有待进一步探讨，del（11q）是另一个预后不良标志。推荐应用 CLL-IPI 进行综合预后评估。CLL-IPI 通过纳入 *TP53* 缺失和 / 或突变、*IGHV* 突变状态、β_2-MG、临床分期、年龄，将 CLL 患者分为低危、中危、高危与极高危组。上述预后因素主要由接受化疗或化学免疫治疗患者获得，新药或新的治疗策略可能克服或部分克服上述不良预后。

6.4 治疗

初治患者

分层 1	分层 2	分层 3	Ⅰ级推荐	Ⅱ级推荐	Ⅲ级推荐
无治疗指征			观察等待，每 2~6 个月随访 1 次		
有治疗指征	无 del（17p）/ *TP53* 基因突变	存在严重伴随疾病（CIRS 评分>6 分）	伊布替尼 泽布替尼	奥布替尼 阿可替尼 ± 奥妥珠单抗 维奈克拉 ± 利妥昔单抗 / 奥妥珠单抗 苯丁酸氮芥 + 利妥昔单抗 / 奥妥珠单抗 参加临床试验	苯丁酸氮芥 利妥昔单抗 奥妥珠单抗

分层 1	分层 2	分层 3	I级推荐	II级推荐	III级推荐
有治疗指征	无 del（17p）/*TP53* 基因突变	无严重伴随疾病（CIRS 评分 ≤6 分）	伊布替尼 泽布替尼	奥布替尼 阿可替尼 ± 奥妥珠单抗 维奈克拉 ± 利妥昔单抗/奥妥珠单抗 氟达拉滨 + 环磷酰胺 + 利妥昔单抗，用于 *IGHV* 有突变，且小于 65 岁 苯达莫司汀 + 利妥昔单抗，用于 *IGHV* 有突变，且 65 岁及以上 参加临床试验	氟达拉滨 + 环磷酰胺 + 利妥昔单抗 + BTK 抑制剂 苯达莫司汀 + 利妥昔单抗 + BTK 抑制剂 氟达拉滨 + 环磷酰胺
有治疗指征	有 del（17p）/*TP53* 基因突变		伊布替尼 泽布替尼 维奈克拉 + 利妥昔单抗/奥妥珠单抗 参加临床试验	奥布替尼 阿可替尼奥 ± 奥妥珠单抗	大剂量甲泼尼龙 + 利妥昔单抗/奥妥珠单抗

复发难治患者

分层 1	分层 2	分层 3	I 级推荐	II 级推荐	III 级推荐
无治疗指征			观察等待，每 2~6 个月随访 1 次		
有治疗指征	无 del（17p）/ TP53 基因突变	存在严重伴随疾病（CIRS 评分>6 分）	伊布替尼 泽布替尼 奥布替尼 阿可替尼 ± 奥妥珠单抗 维奈克拉 ± 利妥昔单抗 / 奥妥珠单抗（BTK 抑制剂耐药 / 不耐受） 参加临床试验	苯丁酸氮芥 + 利妥昔单抗、奥妥珠单抗 PI3K 抑制剂（BTK 抑制剂、BCL2 抑制剂耐药 / 不耐受）	大剂量甲泼尼龙+利妥昔单抗 / 奥妥珠单抗 来那度胺 ± 利妥昔单抗 / 奥妥珠单抗
		无严重伴随疾病（CIRS 评分≤6 分）	伊布替尼 泽布替尼 奥布替尼 阿可替尼 ± 奥妥珠单抗 维奈克拉 ± 利妥昔单抗 / 奥妥珠单抗（BTK 抑制剂耐药 / 不耐受） 参加临床试验	苯达莫司汀 + 利妥昔单抗 ± BTK 抑制剂 氟达拉滨 + 环磷酰胺 + 利妥昔单抗 ± BTK 抑制剂 PI3K 抑制剂（BTK 抑制剂、BCL2 抑制剂耐药 / 不耐受）	大剂量甲泼尼龙+利妥昔单抗 / 奥妥珠单抗 来那度胺 ± 利妥昔单抗 / 奥妥珠单抗

复发难治患者（续）

分层 1	分层 2	分层 3	Ⅰ级推荐	Ⅱ级推荐	Ⅲ级推荐
有治疗指征	有 del（17p）/*TP53* 基因突变		伊布替尼 泽布替尼 奥布替尼 阿可替尼 ± 奥妥珠单抗 维奈克拉 ± 利妥昔单抗/奥妥珠单抗（BTK 抑制剂耐药/不耐受） 参加临床试验	大剂量甲泼尼龙 +利妥昔单抗/奥妥珠单抗 PI3K 抑制剂（BTK 抑制剂、BCL2 抑制剂耐药/不耐受）	来那度胺 ±利妥昔单抗

【注释】

a 伊布替尼方案

伊布替尼 420mg，口服，每日 1 次

b 泽布替尼方案

泽布替尼 160mg，口服，每日 2 次

c 奥布替尼方案

奥布替尼 150mg，口服，每日 1 次

d 阿可替尼方案

阿可替尼 100mg，口服，每日 2 次

e 维奈克拉 + 利妥昔单抗 / 奥妥珠单抗方案

维奈克拉 20~400mg（5 周剂量爬坡），400mg，口服，每日 1 次

利妥昔单抗 375mg/m^2，第 1 周期；500mg/m^2，第 2~6 周期，每 28 天重复

或

奥妥珠单抗 1 000mg，第 1~6 周期，每 28 天重复

f 苯丁酸氮芥 + 利妥昔单抗 / 奥妥珠单抗方案

苯丁酸氮芥 0.5mg/kg，d1、d15；

利妥昔单抗 375mg/m^2，第 1 周期；500mg/m^2，第 2~6 周期，每 28 天重复

或

奥妥珠单抗 1 000mg，第 1 周期 d1、8 和 15，第 2~6 周期 d1，每 28 天重复

g 氟达拉滨 + 环磷酰胺 + 利妥昔单抗 ± 伊布替尼方案

氟达拉滨 25mg/m^2，d1~3；

环磷酰胺 250mg/m^2，d1~3

利妥昔单抗 375mg/m^2，d0，第 1 周期；500mg/m^2，第 2~6 周期，每 28 天重复

伊布替尼 420mg，口服，每日 1 次

h 苯达莫司汀 + 利妥昔单抗 ± 伊布替尼方案

苯达莫司汀 90mg/m^2，d1、d2

利妥昔单抗 375mg/m^2，d0，第 1 周期；500mg/m^2，第 2~6 周期，每 28 天重复

伊布替尼 420mg，口服，每日 1 次

i 奥妥珠单抗 1 000mg，第 1 周期 d1、d8 和 d15，第 2~6 周期 d1，每 28 天重复

j 氟达拉滨 + 利妥昔单抗方案

　氟达拉滨 25mg/m², d1~5

　利妥昔单抗 375mg/m²，d0，第 1 周期；500mg/m²，第 2~6 周期，每 28 天重复

k 氟达拉滨 + 环磷酰胺方案

　氟达拉滨 25mg/m²，d1~3

　环磷酰胺 250mg/m²，d1~3，每 28 天重复

l 大剂量甲泼尼龙 + 利妥昔单抗方案

　甲泼尼龙 1g/m²，d1~5

　利妥昔单抗 375mg/m²，d0，第 1 周期；500mg/m²，第 2~6 周期，每 28 天重复

m 来那度胺 ± 利妥昔单抗方案

　来那度胺 10mg/m²，d9 开始口服

　利妥昔单抗 375mg/m²，第 1 周期，每周 1 次，连用 4 周；第 3~12 周期，第 1 天给药，每 28 天重复

　不是所有 CLL 都需要治疗，具备以下至少 1 项方可开始治疗。

（1）进行性骨髓衰竭的证据：表现为血红蛋白和 / 或血小板进行性减少。

（2）进行性脾大（左肋缘下 >6cm）或有症状的脾大。

（3）进行性淋巴结肿大（最长直径 >10cm）或有症状的淋巴结肿大。

（4）进行性淋巴细胞增多，如 2 个月内淋巴细胞增多 >50%，或淋巴细胞倍增时间（LDT）< 6 个月。淋巴细胞 >30 × 10⁹/L 开始计算 LDT。

（5）自身免疫性溶血性贫血（AIHA）和/或免疫性血小板减少症（ITP）对皮质类固醇治疗反应不佳。

（6）CLL/SLL 所致的有症状的脏器功能异常（如：皮肤、肾、肺等）。

（7）至少存在下列一种疾病相关症状：①在以前 6 个月内无明显原因的体重下降 ≥ 10%。②严重疲乏（如 ECOG 体能状态 ≥ 2；不能进行常规活动）。③无感染证据，体温 > 38.0℃，≥ 2 周。④无感染证据，夜间盗汗 > 1 个月。

（8）临床试验：符合所参加临床试验的入组条件。不符合上述治疗指征的患者，每 2~6 个月随访 1 次，随访内容包括临床症状及体征，肝、脾、淋巴结肿大情况和血常规等。

对于临床上疑有转化的患者，应尽可能进行淋巴结切除活检明确诊断，当无法切除活检时，可行粗针穿刺，结合免疫组化、流式细胞学等辅助检查明确诊断。PET-CT 检查可用于指导活检部位（摄取最高部位）。组织学转化在病理学上分为弥漫大 B 细胞淋巴瘤（DLBCL）与经典型霍奇金淋巴瘤（cHL）。对于前者，应进行 CLL 和转化后组织的 IGHV 基因测序，以明确两者是否为同一克隆起源。对于克隆无关的 DLBCL，参照 DLBCL 的治疗方案进行治疗。对于克隆相关的 DLBCL 或不明克隆起源，可选用［R-DA-EPOCH、R-HyperCVAD（A 方案）、R-CHOP］± 维奈克拉或 BTK 抑制剂、PD-1 单抗 ± BTK 抑制剂、参加临床试验等方案，如取得缓解，尽可能进行异基因造血干细胞移植，否则参照难治复发 DLBCL 治疗方案。

组织学进展包括：①加速期 CLL：增殖中心扩张或融合（大于 20 倍高倍视野）且 Ki-67 > 40% 或每个增殖中心 > 2.4 个有丝分裂象；② CLL 伴幼淋细胞增多（CLL/PL）。CLL/PL 或加速期 CLL 不同于 Richter 综合征，但预后较差，迄今为止最佳的治疗方案尚不明确。临床实践中，参照 CLL 治疗方案。

异基因造血干细胞移植目前仍是 CLL 的唯一治愈手段，但由于 CLL 主要为老年患者，仅少数适合移植，近年来随着 BTK 抑制剂、BCL-2 抑制剂等小分子靶向药物的使用，异基因造血干细胞移植的地位和使用时机有所变化。适应证仅为难治患者和 CLL 克隆相关 Richter 转化患者。

由于大多数 CLL 患者发病年龄较大，存在体液免疫缺陷且治疗方案大多含有免疫抑制剂，因此 CLL 患者存在较大的各种病原体（细菌、病毒）感染的风险。对于机体免疫球蛋白偏低的患者，建议输注丙种球蛋白至 IgG 在 5~7g/L 以上，以提高机体非特异性免疫力。对于使用嘌呤类似物治疗的患者，由于感染风险很高，必须密切监测各种病毒指标。对于需要输注血制品的患者，推荐所有血制品进行辐照，以防止输血相关 GVHD 的发生。氟达拉滨可能引起自身免疫性溶血性贫血（AIHA），对治疗前已存在 AIHA 或治疗中出现 AIHA，应禁止单用氟达拉滨治疗。对肌酐清除率<30ml/min 者，禁用氟达拉滨，30~70ml/min 者则剂量减半。推荐治疗前预防接种，如肺炎球菌、流感病毒、带状疱疹病毒、新冠病毒等疫苗。

对于肿瘤溶解综合征（TLS）发生风险较高的患者，应密切监测相关血液指标（钾、尿酸、钙、磷及 LDH 等），同时进行充足的水化碱化。尤其采用维奈克拉治疗的患者应进行 TLS 危险分级并予以相应的预防措施。

由于 BTK 抑制剂需要长期治疗至疾病进展或不能耐受，因此患者在 BTK 抑制剂治疗期间应定期进行随访，包括每 1~3 个月血细胞计数、肝、脾、淋巴结触诊，以及 BTK 抑制剂相关不良反应监测等。

6.5 疗效评估

iwCLL2008 疗效标准

参数	CR	PR	PR-L	PD
A 组：用于评价肿瘤负荷				
淋巴结肿大	无>1.5cm	缩小 ≥ 50%	缩小 ≥ 50%	增大 ≥ 50%
肝大	无	缩小 ≥ 50%	缩小 ≥ 50%	增大 ≥ 50%
脾大	无	缩小 ≥ 50%	缩小 ≥ 50%	增大 ≥ 50%
骨髓	增生正常，淋巴细胞比例<30%，无 B 细胞性淋巴小结；骨髓增生低下则为 CR 伴骨髓造血不完全恢复	骨髓浸润较基线降低 ≥ 50%，或出现 B 细胞性淋巴小结	骨髓浸润较基线降低 ≥ 50%，或出现 B 细胞性淋巴小结	
ALC	$<4 \times 10^9/L$	较基线降低 ≥ 50%	淋巴细胞升高或较基线下降 ≥ 50%	较基线升高 ≥ 50%

慢性淋巴细胞白血病

124

iwCLL2008 疗效标准（续）

参数	CR	PR	PR-L	PD
B 组：评价骨髓造血功能				
PLT（不使用生长因子）	$>100 \times 10^9/L$	$>100 \times 10^9/L$ 或较基线升高 $\geqslant 50\%$	$>100 \times 10^9/L$ 或较基线升高 $\geqslant 50\%$	由于 CLL 本病下降 $\geqslant 50\%$
Hb（无输血、不使用生长因子）	$>110g/L$	$>110g/L$ 或较基线升高 $\geqslant 50\%$	$>110g/L$ 或较基线升高 $\geqslant 50\%$	由于 CLL 本病下降 $>20g/L$
ANC（不使用生长因子）	$>1.5 \times 10^9/L$	$>1.5 \times 10^9/L$ 或较基线升高 $>50\%$	$>1.5 \times 10^9/L$ 或较基线升高 $>50\%$	

注：ALC. 外周血淋巴细胞绝对值；ANC. 外周血中性粒细胞绝对值；CR. 完全缓解；PR. 部分缓解；PR-L. 伴有淋巴细胞增高的 PR；PD. 疾病进展。

【注释】

CR：达到所有标准，无疾病相关症状。

骨髓未恢复的 CR（CRi）：除骨髓未恢复正常外，其他符合 CR 标准。PR：至少达到 2 个 A 组标

准 +1 个 B 组标准。

疾病稳定（SD）：疾病无进展同时不能达到 PR。

PD：达到任何 1 个 A 组或 B 组标准。

复发：患者达到 CR 或 PR，≥6 个月后 PD。

难治：治疗失败（未获 CR 或 PR）或最后 1 次化疗后 <6 个月 PD。

伴有淋巴细胞增高的 PR（PR-L）：B 细胞受体（BCR）信号通路的小分子抑制剂（如 BTK 抑制剂和 PI3Kd 抑制剂）治疗后出现短暂淋巴细胞增高，淋巴结、脾缩小，淋巴细胞增高在最初几周出现，并会持续数月，此时单纯的淋巴细胞增高不作为疾病进展。

骨髓检查时机：化疗或化学免疫治疗方案结束后治疗 2 个月；BTK 抑制剂等需要持续治疗的患者，应在患者达到最佳反应至少 2 个月后。骨髓活检作为确认 CR 的必需检查，对于其他条件符合 CR 而免疫组织化学显示 CLL 细胞组成的淋巴小结的患者，评估为结节性部分缓解（nPR）。MRD 阴性指多色流式细胞学检测残存白血病细胞 $<1 \times 10^{-4}$。

参考文献

[1] 中华医学会血液学分会白血病淋巴瘤学组, 中国抗癌协会血液肿瘤专业委员会, 中国慢性淋巴细胞白血病工作组. 中国慢性淋巴细胞白血病 / 小淋巴细胞淋巴瘤的诊断与治疗指南 (2022 年版). 中华血液学杂志, 2022, 43 (5): 353-358.

[2] 中华医学会血液学分会白血病淋巴瘤学组, 中国抗癌协会血液肿瘤专业委员会, 中国慢性淋巴细胞白血病工

作组 . B 细胞慢性淋巴增殖性疾病诊断与鉴别诊断中国专家共识 (2018 年版). 中华血液学杂志 , 2018, 39 (5): 359-365.

[3] An international prognostic index for patients with chronic lymphocytic leukaemia (CLL-IPI): A meta-analysis of individual patient data. Lancet Oncol, 2016, 17 (6): 779-790.

[4] HALLEK M, CHESON BD, CATOVSKY D, et al. Guidelines for diagnosis, indications for treatment, response assessment and supportive management of chronic lymphocytic leukemia. Blood, 2018, 111 (12): 5446-5456.

[5] MORENO C, GREIL R, DEMIRKAN F, et al. Ibrutinib plus obinutuzumab versus chlorambucil plus obinutuzumab in first-line treatment of chronic lymphocytic leukaemia (iLLUMINATE): A multicen-tre, randomised, open-label, phase 3 trial. Lancet Oncol, 2019, 20 (1): 43-56.

[6] SHARMAN JP, EGYED M, JURCZAK W, et al. Efficacy and safety in a 4-year followup of the ELEVATE-TN study comparing acalabrutinib with or without obinutuzumab versus obinutuzumab plus chlorambucil in treatment-naive chronic lymphocytic leukemia. Leukemia, 2022, 36: 1171-1175.

[7] TAM CS, BROWN JR, KAHL BS, et al. Zanubrutinib versus bendamustine and rituximab in untreated chronic lymphocytic leukaemia and small lymphocytic lymphoma (SEQUOIA): A randomised, controlled, phase 3 tria. Lancet Oncol, 2022, 23 (8): 1031-1043.

[8] SHANAFELT TD, WANG V, KAY NE, et al. A Randomized phase Ⅲ study of ibrutinib (PCI-32765)-based therapy vs. standard fludarabine, cyclophosphamide, and rituximab (FCR) chemoim-munotherapy in untreated younger patients with chronic lymphocytic leukemia (CLL): A Trial of the ECOG-ACRIN Cancer Research Group (E1912). Blood, 2018, 132: LBA-4.

[9] AL-SAWAF O, ZHANG C, TANDON M, et al. Venetoclax plus obinutuzumab versus chlorambucil plus obinutuzumab for previously untreated chronic lymphocytic leukaemia (CLL14): Follow-up results from a multicentre, open-label, randomised, phase 3 trial. Lancet Oncol, 2020, 21 (9): 1188-1200.

慢性淋巴细胞白血病

[10] BROWN JR, EICHHORST B, HILLMEN P, et al. Zanubrutinib or ibrutinib in relapsed or refractory chronic lymphocytic leukemia. N Engl J Med, 2023, 388 (4): 319-332.

[11] FLINN IW, HILLMEN P, MONTILLO M, et al. The phase 3 DUO trial: Duvelisib vs ofatumumab in relapsed and refractory CLL/SLL. Blood, 2018, 132 (23): 2446-2455.

慢性淋巴细胞白血病

7 慢性髓系白血病

7.1 治疗前评估

	Ⅰ级推荐	Ⅱ级推荐
病史、体格检查、体能状态	采集完整的病史（包括心脑血管、肺、肝、肾病等），体格检查强调脾脏触诊（肋下，单位 cm）	
化验检查	• 全血细胞计数和血细胞分类 • 血清生化 • 尿常规	肝炎病毒筛查（HBV 和 HCV）
骨髓穿刺检查	• 骨髓形态学 • 染色体核型（显带法） • 免疫分型（如果以急变期起病）	原位杂交（FISH），采用骨髓或外周血，仅用于骨髓干抽或 Ph 染色体阴性而 *BCR::ABL* 阳性时
外周血分子学检查	*BCR::ABL* 融合基因定性或定量检测	
功能影像学检查	心电图，超声心动图	腹部超声

【注释】

1. 疑诊慢性髓系白血病（chronic myeloid leukemia，CML）时应完善评估，这是诊断、分期、疾病危险度分层和选择一线酪氨酸激酶抑制剂（TKI）治疗药物所必需的。

2. $BCR::ABL$ 融合基因，在治疗前采用 RT-PCR 检测定性或定量均可，在 TKI 治疗中，必须采用定量检测，以国际标准化（IS）表示，以利分子学反应评估。

7.2 诊断

Ph 染色体和 / 或 $BCR::ABL$ 融合基因阳性可确诊该病。

若 $BCR::ABL$ 和 Ph 染色体均为阴性，应鉴别 $BCR::ABL$ 阴性的骨髓增殖性肿瘤。

7.3 分期和危险分层

7.3.1 分期

CML 分为慢性期（CP）、加速期（AP）和急变期（BP）。疾病分期有 MD 安德森癌症中心标准、欧洲白血病网（ELN）标准和 WHO 2022 版标准。

慢性髓系白血病分期标准

分期	MD 安德森标准/ELN 标准	WHO 标准（2022）
慢性期（CP）	未达加速期指标	未达急变期指标
加速期（AP）	符合至少一项下列指标：	无
	• 外周血或骨髓中原始细胞占 15%~29%	
	• 外周血或骨髓中原始细胞 + 早幼粒细胞百分比>30% 且原始细胞百分比<30%	
	• 外周血嗜碱性粒细胞百分比 ≥20% 与治疗无关的持续血小板计数降低（<100 × 10⁹/L）	
	• Ph 阳性细胞中的克隆染色体异常（CCA/Ph+）*	
急变期（BP）	符合至少一项下列指标： 外周血或骨髓中原始细胞百分比 ≥30% 髓外原始细胞浸润	外周血或骨髓中髓系原始细胞百分比 ≥20% 髓外原始细胞浸润 外周血或骨髓中原始淋巴细胞增多 #

注：*. ELN 标准中，CCA/Ph+ 强调是治疗中出现的主要途径的异常，包括 +8, +Ph [+der (22) t (9；22) (q34；q11)]，isochromosome 17 [i (17) (q10)]，+19, ider (22) (q10) t (9；22) (q34；q11)。

#. 具体阈值及低水平原始 B 细胞的意义有待进一步研究。

7.3.2　危险分层

　　针对慢性期患者的疾病危险度分层，包括 Sokal 积分、Hasford 积分、EUTOS 积分和 ELTS 积分等，其中，ELTS 积分被更多认可和使用，Sokal 积分不适于二代 TKI 作为一线治疗的疾病预后分层。

初诊慢性期患者疾病危险度计算公式

危险度评分	计算方法	低危	中危	高危
Sokal	Exp［0.011 6×（年龄 –43.4）］+0.034 5×（脾脏大小 –7.51）+0.188×［（血小板 /700）^{2}–0.563］+0.088 7×（原始细胞 –2.1）	<0.8	0.8~1.2	>1.2
Hasford	0.666×（年龄<50 岁为 0，≥50 岁为 1）+ 0.042 0×脾脏大小 + 0.058 4×原始细胞 + 0.041 3×嗜酸性粒细胞 + 0.203 9×（嗜碱性粒细胞<3% 为 0，≥3% 为 1）+1.095 6×（血小板计数<1 500×10^9/L 为 0，≥1 500×10^9/L 为 1）×1 000	≤780	780~1 480	>1 480
EUTOS	7×嗜碱性粒细胞 +4×脾脏大小	≤87	–	>87
ELTS	0.002 5×（年龄 /10）^{3}+ 0.061 5×脾脏大小 +0.105 2×原始细胞 + 0.410 4×（血小板 /1 000）$^{-0.5}$	<1.568 0	1.568 0~2.218 5	>2.218 5

　　注：血小板单位为 ×10^9/L，年龄单位为岁，脾脏大小指肋下厘米数，原始细胞指外周血分类百分数，所有数据应在任何 CML 相关治疗开始前获得。

【注释】

1. MD 安德森标准和 ELN 标准被广泛认可并应用于多项 TKI 临床试验中，WHO 标准较少被采纳。
2. 出现任意比例的淋系原始细胞增加时，均应诊断为急变期。
3. 髓外浸润指除脾脏以外的组织器官。
4. 疾病危险度分层适用于未接受任何治疗（包括羟基脲）的慢性期患者，是预测治疗反应和生存期以及选择 TKI 的重要依据。

7.4 治疗

慢性髓系白血病慢性期患者一线、二线和后续治疗推荐

	I 级推荐	II 级推荐
一线	低危患者：伊马替尼 尼洛替尼 氟马替尼 中高危患者：尼洛替尼 伊马替尼 氟马替尼	中高危患者：达沙替尼
二线，对首个 TKI 不耐受	其他任何获批的一 / 二代 TKI	

慢性髓系白血病慢性期患者一线、二线和后续治疗推荐（续）

	Ⅰ级推荐	Ⅱ级推荐
二线，伊马替尼一线治疗失败	尼洛替尼 达沙替尼	临床试验 干扰素 考虑异基因造血干细胞移植
二线，尼洛替尼一线治疗失败	达沙替尼	临床试验 干扰素 考虑异基因造血干细胞移植
二线，达沙替尼一线治疗失败	尼洛替尼	临床试验 干扰素 考虑异基因造血干细胞移植
三线，对≥2种TKI不耐受或/且治疗失败	其余任何一种获批的TKI 临床试验	考虑异基因造血干细胞移植 干扰素
任何线，T315I突变	奥雷巴替尼 临床试验	普纳替尼 考虑异基因造血干细胞移植 干扰素

慢性髓系白血病进展期患者治疗推荐

	Ⅰ级推荐	Ⅱ级推荐	Ⅲ级推荐
新诊断 AP，未曾服用 TKI 患者	伊马替尼	尼洛替尼 达沙替尼	
新诊断 BP，未曾服用 TKI 患者	伊马替尼 ± 化疗 准备接受异基因造血干细胞移植	达沙替尼 ± 化疗 临床试验	尼洛替尼 ± 化疗
从 CP 进展为 AP，既往接受过 TKI 治疗的患者	达沙替尼 尼洛替尼	临床试验 考虑异基因造血干细胞移植	奥雷巴替尼
从 CP 或 AP 进展为 BP，既往接受过 TKI 治疗的患者	达沙替尼 ± 化疗 准备接受异基因造血干细胞移植	临床试验	尼洛替尼 ± 化疗 奥雷巴替尼 ± 化疗 普纳替尼 ± 化疗
AP 伴 T315I 突变	奥雷巴替尼	临床试验	

【注释】

1. 应充分考虑患者因素（疾病分期和危险度、共存疾病和合并用药、治疗追求、经济承受能力等）和药物因素（有效性、安全性、药价等），平衡受益和风险。

2. 对于低危 CP、老年人或有共存疾病的患者，伊马替尼是首选药物。

3. 对于中高危或有停药追求的 CP 患者以及进展期（AP 或 BP）患者，二代 TKI 是更好的选择。

4. 对于新诊断为进展期患者，如果选择伊马替尼，建议采用高剂量。

5. 各种 TKI 的具体用量推荐

    1）伊马替尼：适用于各期患者，推荐用量：CP 400mg/d，AP 400~600mg/d，BP 600~800mg/d。最低剂量为 300mg/d，在进展至加速或急变期的患者中推荐更换为二代 TKI。在肾小球滤过率下降的患者中应严密监测器官毒性。

    2）尼洛替尼：适用于有停药追求的年轻 CP 患者、中高危 CP 和 AP 患者的一线治疗，以及伊马替尼不耐受或治疗失败的 CP 或进展期患者。有心脑血管病史、糖脂代谢、肝功能异常、周围动脉闭塞性疾病或胰腺炎患者，不宜首选尼洛替尼。推荐剂量：新诊断患者 600mg/d，分 2 次；因治疗失败而转换治疗患者 600~800mg/d，分 2 次。作为二线以上治疗，对于老年人、有心脑血管病史、糖脂代谢或肝功能异常，可在有效管理基础疾病和严密监测下使用 ≤600mg/d，上述情况以及血细胞严重减少的患者也可考虑减量用药（如 300~450mg/d）。

    3）达沙替尼：适用于伊马替尼不耐受或治疗失败的各期患者，中高危 CP 和进展期患者一线也可考虑应用。呼吸衰竭、胸膜肺或心包疾病的患者，不宜首选达沙替尼。推荐用量：CP 100mg/d，AP 和 BP 100~140mg/d，对于老年人、血细胞严重减少或具有心肺部等共存疾病的

慢性髓系白血病

患者也可考虑初始减低剂量（如 50~80mg/d），待血象改善或可以耐受后提高剂量，老年人最低剂量为 20mg/d。

4）氟马替尼：适用于慢性期患者。一线治疗，推荐用量：600mg/d。伊马替尼耐药或不耐受患者，400~600mg/d。

5）奥雷巴替尼：适用于伴有 T315I 的慢性期和加速期患者。推荐用量：40mg，隔天一次；最低剂量为 30mg，隔天一次。

6. TKI 耐药患者，应根据 *BCR*∷*ABL* 突变状态选择后续治疗。

根据 *BCR*∷*ABL* 突变状态选择后续治疗

突变状态	治疗推荐
T315I	奥雷巴替尼，普纳替尼，临床试验，接受异基因造血干细胞移植
F317L/V/I/C、V299L、T315A	尼洛替尼，奥雷巴替尼
Y253H、E255K/V、F359C/V/I	达沙替尼，奥雷巴替尼
无突变	尼洛替尼或达沙替尼，奥雷巴替尼

7.5 疗效评价

血液学、细胞遗传学和分子学反应评估标准

反应	标准
血液学[a]	
完全血液学反应（CHR）	白细胞计数$<10 \times 10^9/L$ 血小板计数$<450 \times 10^9/L$ 外周血无髓系不成熟细胞 外周血嗜碱性粒细胞百分比$<5\%$ 无髓外浸润的症状/体征，脾脏不可触及
细胞遗传学	
主要细胞遗传学反应（MCyR）	Ph+ 细胞 $\leqslant 35\%$
完全细胞遗传学反应（CCyR）	Ph+ 细胞 =0

血液学、细胞遗传学和分子学反应评估标准（续）

反应	标准	
分子学（以 IS 表示）		
分子学反应 2.0（MR2.0）	$BCR::ABL \leq 1\%$	
主要分子学反应（MMR）	$BCR::ABL \leq 0.1\%$ （ABL 转录本 $>10\,000$）	
分子学反应 4.0（MR4.0）	$BCR::ABL \leq 0.01\%$ （ABL 转录本 $>10\,000$）	
分子学反应 4.5（MR4.5）	$BCR::ABL \leq 0.003\,2\%$ （ABL 转录本 $>32\,000$）	
分子学反应 5.0（MR5.0）	$BCR::ABL \leq 0.001\%$ （ABL 转录本 $>100\,000$）	

注：*. 血液学反应达到标准须持续 ≥ 4 周。

TKI 治疗反应里程碑评价标准（ELN2020 版）

	最佳	警告	失败
基线	NA	高危 ACAs，ELTS 高危	NA
3 个月	≤10%	>10%	>10%（若在后续 1~3 个月内仍未改善）
6 个月	≤1%	>1%~10%	>10%
12 个月	≤0.1%	>0.1%~1%	>1%
之后任何时间点	≤0.1%	>0.1%~1% 丧失 MMR（≤0.1%）*	>1%， 出现耐药突变， 高危 ACAs

*. TKI 停药中丧失 MMR（$BCR::ABL$>0.1%）意味着失败

注：表中所有数值均为国际标准化（IS）值

以无治疗缓解（TFR）为治疗目标的患者，其最佳治疗反应应至少达到 MR4（≤0.01%）

接受 TKI 治疗 36~48 个月后仍未达 MMR 的患者可考虑更换 TKI 治疗

NA. 不适用；ACAs. 附加染色体异常；ELTS. EUTOS 长期生存评分

TKI 治疗反应监测推荐

	血液学反应	细胞遗传学反应	分子学反应	ABL 激酶区突变检测
监测频率	每 1~2 周进行一次，直至确认达到 CHR；随后每 3 个月进行一次	初诊、TKI 治疗 3、6、12 个月进行一次，直至获得 CCyR；出现 TKI 治疗失败、疾病进展时	每 3 个月进行一次，达到稳定 MMR 后推荐 3~6 个月一次	TKI 治疗失败、疾病进展时
监测方法	全血细胞计数和外周血分类	传统染色体显带（G 显带或 R 显带）技术、荧光原位杂交技术（FISH）	定量聚合酶链反应（qPCR）	Sanger 测序

注：CHR. 完全血液学反应；CCyR. 完全细胞遗传学反应；MMR. 主要分子学反应即 $BCR::ABL^{IS} \leq 0.1\%$。

【注释】

1. 以上标准及定义适用于所有分期的 CML 患者，也适用于各线 TKI 治疗的患者。

2. 特定时间点的界值用于定义疗效。由于界值是主观确定且会存在波动，对于细胞遗传学或分子学检测数值接近界值时，推荐重复检测，尤其是外周血分子学检测。

3. 获得 CCyR 患者，当怀疑发生治疗失败（如疗效丧失或疾病进展）、不明原因血细胞减少或无法进行标准化的分子学检测时，需要进行骨髓形态学和细胞遗传学检测。

4. 对于具有 CCA/Ph-（尤其是 -7 或 7q-）患者，推荐定期进行骨髓形态学和细胞遗传学检测。

5. 当疗效为"警告"或"治疗失败"时，应进行 $BCR::ABL$ 突变检测。进展期患者未获得"最佳疗效"时，推荐定期监测 *BCR*::*ABL* 突变监测。

7.6　停药

近年来，随着 TKI 的应用为 CML 患者的长期生存提供了可能，停药追求无治疗缓解（treatment-free remission，TFR）成为 CML。

停止 TKI 治疗的条件

必要条件	初发 CP
	患者有停止 TKI 治疗意愿，充分沟通
	可进行国际标准化定量且能快速回报 *BCR*::*ABL* 结果的实验室
	患者能接受更频繁的监测，即停止 TKI 治疗后的前 12 个月每月 1 次，此后每 2~3 月 1 次
最低条件（允许尝试停药）	一线 TKI 治疗，或仅因为不耐受调整为二线 TKI 治疗
	BCR::*ABL* 转录本类型为 e13a2 或 e14a2
	TKI 治疗时间>5 年（二代 TKI，治疗时间>4 年）
	DMR 持续时间>2 年
	既往无治疗失败
最佳条件（可考虑停药）	TKI 治疗时间>5 年
	DMR 持续时间>3 年（MR4）或>2 年（MR4.5）

注：DMR. 深层分子学反应，至少 MR4。

慢性髓系白血病

143

【注释】

1. TKI 治疗使 CML 患者的生存期显著延长，无治疗缓解（TFR）正逐渐成为患者新的追求目标之一。全球范围内的多项临床研究结果显示，在严格满足停药条件的前提下，停止 TKI 治疗后半数能维持分子学反应，多数复发发生于停药后的 6 个月内，也有部分患者停药数年后发生晚期复发，甚至有个例患者急变。因此，停药后需终身监测。强调长期 TKI 治疗并稳定获得 DMR 是停药的基本前提，规律、及时、准确的分子学监测是及早发现复发的保证。建议，在有高质量监测条件的中心和专业的慢粒专家的指导下，对于有强烈停药意愿的患者，可开展停药研究。

2. 在未达 DMR 但有强烈追求停止 TKI 治疗的特定人群中（如低中危年轻患者、女性备孕患者），可考虑将一代 TKI 调整为二代 TKI，以提高治疗反应的深度，有望追求 TFR。

7.7 生育

生育问题是我国 CML 患者不可避免的话题。对于男性 CML 患者，现有证据显示，服用 TKI 不增加其配偶生育畸形胎儿的发生率，专家建议针对男性患者，应充分告知目前的结论是基于多个较小样本的临床研究结果，患者应充分了解相关证据的局限性。女性 CML 患者面临的妊娠问题则较为复杂，主要包括妊娠期诊断 CML、TKI 治疗期间意外妊娠和 TKI 治疗期间疾病稳定情况下的计划妊娠。针对不同的临床场景，应具体分析处理原则，需要强调的是，女性 CML 患者孕期 TKI 暴露后胎儿致畸的风险显著增高。

TKI 治疗期间的妊娠管理

	女性患者	男性患者
计划妊娠	TKI 治疗前可考虑卵子冻存 TKI 治疗期间避免备孕和妊娠 建议喂养初乳，TKI 治疗期间避免哺乳 满足停药标准的患者可停用 TKI 后，在密切监测下进行计划妊娠	TKI 治疗前可考虑精子冻存备孕期间无需停用 TKI
TKI 治疗过程中意外妊娠	确定胎儿孕周及 TKI 暴露时间，告知患者流产和畸形风险 若患者希望继续妊娠，应立即停用 TKI： 　孕早期：白细胞分离术，直至孕中晚期 　孕中晚期：白细胞分离术和 / 或干扰素 α	
妊娠合并 CML	BP：尽快终止妊娠，开始 TKI 为基础的治疗 AP：个体化决策 CP：避免 TKI 和化疗药物 　孕早期：白细胞分离术，直至孕中晚期 　孕中晚期：白细胞分离术和 / 或干扰素 α	

注：CP. 慢性期；AP. 加速期；BP. 急变期。

慢性髓系白血病

145

【注释】

a 目前尚缺乏男性 CML 患者在其配偶妊娠期间能否继续服用奥雷巴替尼和普纳替尼的经验。

b 目前仅有极少 TKI 可能影响精子质量的报道，有条件的患者可考虑治疗前精子冻存。

c 由于流产率增高和畸形的可能，女性在妊娠期间应停止 TKI 治疗，因此，未获 MMR 的女性患者应避免计划妊娠。

d TKI 治疗过程中意外妊娠，需充分权衡药物对胎儿的潜在风险和停药对母亲疾病的不利影响。若选择保留胎儿，应立即停止 TKI 治疗。如果血象稳定，妊娠期间可能无需接受 TKI 治疗，但需密切监测。当白细胞计数>100×10⁹/L，可予白细胞分离术和 / 或干扰素 α 治疗。当血小板计数>500×10⁹/L 或不能有效控制时，可予阿司匹林或低分子肝素抗凝 / 抗栓治疗。

e 满足停药标准的女性患者可停药后妊娠，也可在服用 TKI 的同时计划妊娠，但需在孕 5 周内停药。后续治疗取决于是否丧失 MMR 和妊娠状态。若丧失 MMR 时处于妊娠状态，密切监测疾病状态，若疾病稳定，无需立即开始 TKI 再治疗；若丧失 MMR 时尚未妊娠，需立即重启 TKI 治疗。

f 对于有强烈妊娠意愿但未达 MMR 的女性患者，可考虑以干扰素 α 替代 TKI 治疗。

g TKI 可经乳汁分泌，故女性患者应避免哺乳，但考虑到初乳对于婴儿免疫系统发育的有益作用，对于疾病状态稳定的患者，可以考虑产后至少 2~10 天哺乳。若持续处于 MMR，可延长哺乳时间至重启 TKI 治疗。

h 建议有经验的慢粒专家和产科专家合作，共同指导 CML 患者妊娠期间的治疗。

7.8 老年

CML 的发病率随年龄增长而升高，我国 CML 中位发病年龄为 40~50 岁，较西方国家年轻 15~20 岁。随着人口老龄化和 TKI 在 CML 患者的普遍应用，CML 患者的生存期显著延长。因此，老年 CML 患者（≥ 60 岁）是被关注人群。

1. 老年 CML 患者应充分考虑患者因素（疾病分期和危险度、合并症和合并用药、治疗目标、经济能力等）和药物因素（有效性、安全性、价格等），选择最合适的一线 TKI：首选药物是伊马替尼 400mg/d；对于具有心脑血管疾病、有心脑血管病史、糖脂代谢、肝功能异常、周围动脉闭塞性疾病或胰腺炎患者由医生决定，慎用尼洛替尼；对于呼吸衰竭、胸膜肺或心包疾病的患者，慎用达沙替尼。因 TKI 疗效不理想或不耐受需要更换药物时，应根据 ABL 突变类型、患者合并症和各种 TKI 的常见不良反应，谨慎选择二代或三代 TKI，可考虑推荐酌情减量。

2. 老年 CML 患者 TKI 相关的严重血液学和非血液学不良反应发生率高，导致 TKI 减量、中断或持续停药的患者比例也显著增加。因此，在获得良好的治疗反应后可考虑 TKI 减量。

3. 老年 CML 患者多伴有合并症，后者可导致非 CML 相关死亡。在 TKI 治疗过程中，应关注合并症的管理以及合并用药与 TKI 的药物相互作用。

慢性髓系白血病

参考文献

[1] HOCHHAUS A, BACCARANI M, SILVER R T, et al. European LeukemiaNet 2020 recommendations for treating chronic myeloid leukemia. Leukemia, 2020, 34 (4): 966-984.

[2] ABRUZZESE E, DE FABRITIIS P, TRAWINSKA MM, et al. Back to the future: Treatment-free remission and pregnancy in chronic myeloid leukemia. Eur J Haematol, 2019, 102: 197-199.

[3] BERMAN E, DRUKER BJ, BURWICK R. Chronic myelogenous leukemia: Pregnancy in the era of stopping tyrosine kinase inhibitor therapy. J ClinOncol, 2018, 36: 1250-1256.

[4] MILOJKOVIC D, APPERLEY JF. How I treat leukemia during pregnancy. Blood, 2014, 123: 974-984.

[5] KANTARJIAN HM, DIXON D, KEATING MJ, et al. Characteristics of accelerated disease in chronic myelogenous leukemia. Cancer, 1988, 61 (7): 1441-1446.

[6] CORTES J, REA D, LIPTON JH. Treatment-free remission with first-and second-generation tyrosine kinase inhibitors. Am J Hematol, 2019, 94 (3): 346-357.

[7] KHOURY JD, SOLARY E, ABLA O, et al. The 5th edition of the World Health Organization Classification of Haematolymphoid Tumours: Myeloid and histiocytic/dendritic neoplasms. Leukemia, 2022, 36 (7): 1703-1719.

慢性髓系白血病

8 多发性骨髓瘤

8.1 治疗前评估

	I 级推荐	II 级推荐	III 级推荐
病史采集和体格检查	完整的病史采集（包括发热、骨痛、乏力等） 体格检查 体能状态评估（GA 评分 - 年龄大于 65 岁）		
实验室检查	血常规，网织红细胞计数，白细胞手工分类（特别注意浆细胞比例） 尿常规，尿沉渣流式分析 24 小时尿轻链定量；24 小时尿总蛋白及 24 小时尿白蛋白定量；尿蛋白电泳 血清免疫球蛋白定量；血免疫固定电泳；血清蛋白电泳；M 蛋白定量 血清游离轻链（FLC）定量 血生化（至少应该包括白蛋白、球蛋白；乳酸脱氢酶、碱性磷酸酶；血肌酐及钙；血氨基末端脑钠尿肽（NT-proBNP），心肌肌钙蛋白 I（cTnI）	乙型肝炎标志物及 DNA 尿固定电泳 （2 类）	血重轻链（hevylite） （3 类）

	Ⅰ级推荐	Ⅱ级推荐	Ⅲ级推荐
骨骼检查	X 线主要用于四肢长骨、头颅及骨盆骨病变的检查 CT 适用于肋骨病变的检查，不建议行增强 CT 检测 MRI 适用于颈椎、胸椎、腰椎及骨盆骨病变检查， 不建议行增强 MRI 检查 PET/CT 有助于了解全身骨病变及是否有浆细胞瘤（3 类）	全身低剂量 CT 可用于全身骨病 变检查	弥散 MRI （DWI-MRI） 有助于评估疾 病活动状态 PET-MRI
骨髓穿刺	形态学分析；骨髓活检病理学分析		
流式细胞免疫表型分析	以 CD45−/dim CD38+ 细胞设门，同时应该包括 CD138、CD56、CD19、CD27、CD20、CD81、CD117 及胞质 κ 和 λ，及 CD269（BCMA）	EURO-FLOW 技术用于微小残留病（MRD）的检测	常规多参数流式检测 MRD
细胞遗传学（CD138+ 富集）	G 带染色 FISH 检查：至少应该包括 1q21 扩增、17p 缺失、t（4；14）、t（11；14）、t（14；16），有条件者可以加做 1p 缺失 t（6；14）、t（14；20）	IgH 及 IgL V 区 VDJ 重排谱系检测（新诊断时、达到缓解后检测 MRD）	NGS 基因表达谱检测
其他影像学检查	心电图，心脏、肝、肾超声		

8.2 诊断标准

参照国际骨髓瘤工作组（IMWG2014）MM 诊断标准制定。

诊断	标准	备注
冒烟性（无症状性）骨髓瘤（SMM）	①骨髓克隆性浆细胞 ≥ 10%	须满足第③条及第①、②条中1或2条
	②血单克隆 IgG 或 IgA ≥ 30g/L 或 24 小时尿轻链 ≥ 500mg	
	③无 SLiMCRAB	
活动性（症状性）多发性骨髓瘤（MM）	①骨髓克隆性浆细胞 ≥ 10% 或活检证实为浆细胞瘤	简称：SLiMCRAB。须满足第①条及②～⑧中的1条或多条
	②骨髓中克隆性骨髓浆细胞 ≥ 60%（S）	
	③血清游离轻链比值 ≥ 100（Li）且受累游离轻链 ≥ 100mg/L	
	④ MRI 显示 1 处以上局灶性病变（M）	
	⑤高钙血症（C）：血钙超过正常值上限 0.25mmol/L 或 10mg/L；或者血钙>2.75mmol/L 或 110mg/L	
	⑥肾功能不全（R）：肌酐清除率<40ml/min；或血肌酐>177mol/L 或 20mg/L	
	⑦贫血（A）：血红蛋白低于正常值下线 20g/L 或者<100g/L	
	⑧骨病（B）：通过 X 线、CT 或 PET/CT 发现一处或多处溶骨性骨损害	

【注释】

IgD 型 MM：血固定电泳 IgD 克隆蛋白阳性及 24 小时尿轻链（≥500mg）以及骨髓克隆性浆细胞 ≥10%。

非分泌型 MM：需要骨髓克隆性浆细胞 ≥10% 伴有 SLiMCRAB，并排除其他疾病。

巨灶型骨髓瘤（macrofocal myeloma）：影像学检测有单个溶骨性骨破坏（≥5cm）或者多个溶骨性骨破坏，伴或者不伴骨髓克隆性浆细胞（但浆细胞比例<10%），或者 M 蛋白（但血、尿 M 蛋白达不到 MM 诊断标准）

IgM 型 MM：血 IgM>30g/L 并流式检测为浆细胞表型，且无 MYD88 突变。

如果伴有低白蛋白血症，血钙需要通过以下公式校正：

校正血清钙（mmol/L）= 血清总钙（mmol/L）- 0.025 × 血清白蛋白浓度（g/L）+ 1.0（mmol/L）

校正血清钙（mg/dl）= 血清总钙（mg/dl）- 血清白蛋白浓度（g/L）+ 4.0（mg/dl）

肌酐清除率：

$$Ccr = (140 - 年龄) \times 体质重（kg）/72 \times Scr（mg/dl）$$

$$Ccr = (140 - 年龄) \times 体质重（kg）/ [0.818 \times Scr（\mu mol/L）]$$

女性均按照计算结果 ×0.8。

8.3 分期

8.3.1 ISS标准

分期	标准
I 期	血 β_2-MG<3.5mg/L 和白蛋白 ≥35g/L
II 期	不符合 I 和 III 期的标准
III 期	血 β_2-MG ≥5.5mg/L

8.3.2 R-ISS标准

分期	标准
I 期	ISS I 期和标危细胞遗传学同时 LDH 正常水平
II 期	不符合 R-ISS I 和 III 期的标准
III 期	ISS III 期伴有高危细胞遗传学或者 LDH 高于正常水平

注：本标准中高危细胞遗传学是指间期 FISH 检出 del（17p）、t（4；14）、t（14；16）中的一个或多个异常；孤立性浆细胞瘤直径大于 5cm，化疗及放疗；多发浆细胞瘤及巨灶型骨髓瘤按照多发性骨髓瘤治疗（2A 类）。

8.4 预后评估

8.4.1 IMWG 的预后评估体系

危险度	标准	中位生存期（OS）
低危	ISS Ⅰ/Ⅱ期且没有 t（4；14）、17p13- 和 1q21+，患者<55 岁	>10 年
标危	不符合低危及高危标准者	7 年
高危	ISS Ⅱ/Ⅲ和 t（4；14）或 17p13-	2 年

8.4.2 R²-ISS 标准

危险因子	积分 / 分
ISS Ⅱ	1
ISS Ⅲ	1.5
Del（17p）	1
高 LDH	1
T（4；14）	1
1q+	0.5

分组	积分 / 分
低危	0
中低危	0.5~1
中高危	1.5~2.5
高危	3~5

多发性骨髓瘤

8.4.3 MASS 标准

危险因子	积分 / 分	总分 / 分	分区	PFS/ 个月	OS/ 年
高危 IgH 易位	+1	0	MASS I	63.1	11
1q gain/ 扩增	+1				
17p–	+1	1	MASS II	44	7.0
ISS III	+1				
高 LDH	+1	2+	MASS III	28.6	4.5

8.5 新诊断多发性骨髓瘤治疗

分类	是否适合移植	治疗	I 级推荐	II 级推荐	III 级推荐
无症状骨髓瘤 (冒烟性骨髓瘤)			观察等待, 每 3~6 个月随访 1 次 (1 类)	新药临床试验 (2A 类)	
孤立性浆细胞瘤			骨相关和软组织孤立性浆细胞瘤均首选对受累野放疗 (≥45Gy), 软组织浆细胞瘤考虑手术治疗 (1 类)	直径大于 5cm, 化疗及放疗; 多发浆细胞瘤按照多发性骨髓瘤治疗 (2A 类)	

新诊断多发性骨髓瘤治疗（续）

分类	是否适合移植	治疗	I 级推荐	II 级推荐	III 级推荐
多发性骨髓瘤（活动性骨髓瘤）	适合移植	诱导治疗	硼替佐米＋来那度胺＋地塞米松（1类） 卡非佐米*＋来那度胺＋地塞米松（1类） 达雷妥尤单抗＋硼替佐米＋来那度胺＋地塞米松（1类） 达雷妥尤单抗＋卡非佐米＋来那度胺＋地塞米松（1类） 达雷妥尤单抗＋硼替佐米＋沙利度胺＋地塞米松（1类） 硼替佐米＋环磷酰胺＋地塞米松（1类） 硼替佐米＋多柔比星＋地塞米松（1类） 硼替佐米＋地塞米松（2类） 硼替佐米＋沙利度胺＋地塞米松（1类） 来那度胺＋地塞米松（2类）	卡非佐米＋来那度胺＋地塞米松（2B类） 来那度胺＋环磷酰胺＋地塞米松（2A类） 硼替佐米＋地塞米松（2类） 来那度胺＋地塞米松（2类）	硼替佐米＋地塞米松＋沙利度胺＋顺铂＋多柔比星＋环磷酰胺＋依托泊苷（VTD-PACE）（3类）

新诊断多发性骨髓瘤治疗（续）

分类	是否适合移植	治疗	I 级推荐	II 级推荐	III 级推荐
多发性骨髓瘤（活动性骨髓瘤）	不适合移植	诱导治疗	硼替佐米＋来那度胺＋地塞米松（1类） 硼替佐米＋美法仑＋地塞米松（1类） 达雷妥尤单抗＋来那度胺＋地塞米松（1类） 达雷妥尤单抗＋硼替佐米＋美法仑（马法兰）＋醋酸泼尼松（1类） 沙利度胺＋美法仑＋地塞米松（1类） 来那度胺＋地塞米松（1类） 硼替佐米＋环磷酰胺＋地塞米松（1类） 硼替佐米＋地塞米松（1类） 苯达莫司汀＋醋酸泼尼松（1类）	卡非佐米＋来那度胺＋地塞米松（2A类） 卡非佐米＋美法仑＋地塞米松（2A类） 卡非佐米＋环磷酰胺＋地塞米松（2A类） 伊沙佐米＋来那度胺＋地塞米松（2A类） 美法仑＋地塞米松（2类）	来那度胺＋环磷酰胺＋地塞米松（3类）

多发性骨髓瘤患者治疗前应根据体能状态及并发症评估是否适合大剂量化疗及移植，移植候选患者应尽量避免使用或者少用含干细胞毒性药物的方案。

无论患者是否行自体造血干细胞移植，三药联合方案是首选的标准治疗方案，四药联合方案可进一步改善疗效及生存；高龄／体弱患者如无法耐受三药联合方案，可选用两药联合方案，病情改善后，可添加第三种药物。

对于适合移植患者，常规推荐以硼替佐米为基础的三药联合方案，其中，硼替佐米 / 来那度胺 / 地塞米松联合方案为首选方案，硼替佐米 / 环磷酰胺 / 地塞米松联合方案为肾功能不全患者的首选方案，来那度胺会损伤造血干细胞，建议在前 4 周期治疗内采集外周血造血干细胞。有条件者，可以在此基础上加用达雷妥尤单抗。对于不适合移植患者，可选用适合移植患者的方案，同时，由于其高龄、体弱患者较多，选择治疗方案时需应用评分系统，权衡疗效及耐受性。

苯达莫司汀联合泼尼松被欧洲批准，用于不适合自体干细胞移植且在诊断时有神经病变而无法使用含沙利度胺或硼替佐米治疗的 65 岁以上多发性骨髓瘤（Durie-Salmon Ⅱ 期进展或 Ⅲ 期）患者的一线治疗。

8.6　干细胞动员和干细胞移植、巩固治疗

		I 级推荐	II 级推荐	III 级推荐
适合移植 MM 患者	新诊断 MM	自体造血干细胞移植（1A 类） 预处理：美法仑 200mg/m² （1A 类）	序贯二次自体造血干细胞移植，第 1 次移植未取得 VGPR 或高危患者可选择（1B 类）	序贯自体 - 异基因造血干细胞移植，年轻、高危患者（2B 类） 异基因造血干细胞移植，年轻、高危患者（3 类）
	复发 / 难治 MM		挽救性自体干细胞移植（2B 类），既往移植有效且 PFS 超过 18 个月	异基因造血干细胞移植作为年轻高危早期复发后的挽救治疗（2B 类）
干细胞动员	动员方案	依托泊苷 +G-CSF（1 类） 环磷酰胺 +G-CSF（1A 类） G-CSF+ 普乐沙福（1 类）	G-CSF（2A 类） 环磷酰胺 +G-CSF+ 普乐沙福（2 类） E-CHOP+G-CSF （2B 类）	

巩固治疗：干细胞移植后 3 个月左右，适用于诱导治疗药物、剂量相同或相似的方案治疗 2~4 疗程。
自体造血干细胞移植目前仍是适合移植 MM 患者的一线选择，对于适合移植的新诊断 MM 患者，

进行 ASCT 的观点目前在国内外仍高度统一，即使在新药时代自体造血干细胞移植的地位仍不可替代。对于 MM 患者的移植年龄，原则上 ≤ 65 岁，但更重要的是评估体能、器官功能和伴随疾病，年龄和肾功能不全都不是移植的绝对禁忌。美法仑 200mg/m^2 是标准的预处理方案，年龄>65 岁或伴有肾功能不全者，美法仑可以适当减量，但不应小于 140mg/m^2。

Tandem（双次）自体造血干细胞移植目前的地位并不明确，目前较为统一的观点是对于第 1 次移植未能达到 VGPR 以上疗效，或者具有高危因素的 MM 患者，Tandem 移植可能具有一定的价值。挽救性移植目前的研究并不多，多为回顾性研究，可作为移植后复发患者的一种治疗选择，但建议适用于既往移植有效，且 PFS 超过 24 个月的患者。异基因造血干细胞移植主要基于其移植相关病死率高，目前不作为 MM 患者的一线推荐，除非在年轻高危患者的临床试验中应用。移植后巩固治疗的地位并不确定，目前没有很强的证据证实其价值。

8.7　维持治疗

| 维持治疗 | 来那度胺（1 类）
硼替佐米
伊沙佐米 | 沙利度胺
来那度胺 + 硼替佐米（2A 类）
来那度胺 + 伊沙佐米（2A 类）
达雷妥尤单抗（2A 类）
卡非佐米 + 来那度胺（2A 类） | 达雷妥尤单抗 + 来那度胺（3 类） |

常用硼替佐米、伊沙佐米、来那度胺、沙利度胺单药或联合地塞米松维持治疗。硼替佐米（伊沙

多发性骨髓瘤

佐米）联合来那度胺或沙利度胺维持治疗推荐用于伴有高危细胞遗传学异常的患者。达雷妥尤单抗以及卡非佐米＋来那度胺也可用于高危患者的维持治疗。维持治疗的时间至少 2 年，建议维持治疗至疾病复发、进展。

8.8　复发难治骨髓瘤治疗

定义	指标
疾病进展	血清 M 蛋白较缓解最低值增加 25%，并且绝对增加 ≥ 0.5g/dl
	尿 M 蛋白缓解最低值增加 25%，并且绝对增加 ≥ 200mg/24h
	对于无法测得 M 蛋白水平的患者，骨髓浆细胞百分比（绝对增加至少 10%）
	血 FLC>100 或 <0.01（异常 FLC 绝对值>10mg/dl）
	当发现新的骨或软组织病变（如浆细胞瘤）或既往病变增大超过 50%
	其他原因无法解释的血清钙>11.5mg/dl
难治性骨髓瘤	原发难治：在标准治疗下未获得微小缓解（MR）的骨髓瘤
	复发难治：指患者在获得初始疗效（MR 及以上疗效）后，对挽救治疗无应答；在末次治疗 60 天内进展的骨髓瘤；在标准方案治疗中发生疾病进展

8.8.1 启动治疗的时机

伴有"Slim-CRAB"的临床复发/侵袭性复发患者,需启动治疗。侵袭性复发定义为:发生轻链逃逸、出现新的细胞遗传学异常、免疫球蛋白类型转化(移植患者需排除克隆重建)、骨外软组织浆细胞瘤等情况,可能不伴有"Slim-CRAB",此类患者应该积极治疗。

对于无症状的生化复发患者,仅需观察,建议至少每3个月随访1次,如单克隆蛋白增速加快,≤3个月M蛋白增加1倍,应进行治疗;也有对早期生化复发患者进行治疗的临床试验。

8.8.2 治疗选择

		I 级推荐	II 级推荐	III 级推荐
复发骨髓瘤	临床试验	鼓励参加合适的临床试验(CAR-T 临床试验或者研究者发起的研究)		
复发骨髓瘤	来那度胺敏感	卡非佐米 + 来那度胺 + 地塞米松(1类) 达雷妥尤单抗 + 来那度胺 + 地塞米松(1类) 硼替佐米 + 泊马度胺 + 地塞米松(1类) 伊沙佐米 + 来那度胺 + 地塞米松(1类) 达雷妥尤单抗 + 卡非佐米 + 地塞米松(1类) 塞利尼索 + 硼替佐米 + 地塞米松(SBD)(1类)	卡非佐米 + 泊马度胺 + 地塞米松(2类) 硼替佐米 + 苯达莫司汀 + 地塞米松(BBD) (2类)	

治疗选择（续）

		Ⅰ级推荐	Ⅱ级推荐	Ⅲ级推荐
复发骨髓瘤	来那度胺耐药	硼替佐米＋泊马度胺＋地塞米松（1类） 达雷妥尤单抗＋卡非佐米＋地塞米松（1类） 塞利尼索＋硼替佐米＋地塞米松（SBD）（1类） 卡非佐米＋泊马度胺＋地塞米松（1类）	塞利尼索＋泊马度胺＋地塞米松（2类） 硼替佐米＋苯达莫司汀＋地塞米松（BBD）（2类）	
复发骨髓瘤	硼替佐米敏感	卡非佐米＋来那度胺＋地塞米松（KRd）（1类） 达雷妥尤单抗＋来那度胺＋地塞米松（DRD）（1类） 卡非佐米＋泊马度胺＋地塞米松（KPD）（1类） 达雷妥尤单抗＋卡非佐米＋地塞米松（DKD）（1类） 伊沙佐米＋来那度胺＋地塞米松（IRd）（1类） 塞利尼索＋硼替佐米＋地塞米松（SBD）（1类）	硼替佐米＋来那度胺＋地塞米松（BRd）（2类） 硼替佐米＋泊马度胺＋地塞米松（BPD）（2类） 硼替佐米＋苯达莫司汀＋地塞米松（BBD）（2类）	
复发骨髓瘤	硼替佐米耐药	达雷妥尤单抗＋来那度胺＋地塞米松（DRD）（1类） 卡非佐米＋泊马度胺＋地塞米松（KPD）（1类） 达雷妥尤单抗＋卡非佐米＋地塞米松（DKD）（1类）	卡非佐米＋来那度胺＋地塞米松（KRd）（2类）	

多发性骨髓瘤

165

		I 级推荐	II 级推荐	III 级推荐
复发骨髓瘤	硼替佐米+来那度胺耐药	卡非佐米+泊马度胺+地塞米松（KPD）（1类） 达雷妥尤单抗+卡非佐米+地塞米松（DKD）（1类）	塞利尼索+泊马度胺+地塞米松（SPD）（2类） CAR-T 临床试验（2类） 双抗（2类） 地塞米松/环磷酰胺/依托泊苷/顺铂（DCEP）（2类）	抗 BCMA-CD3 双抗（3类）

首次复发治疗目标是获得最大程度的缓解，延长无进展生存期。尽可能选用含蛋白酶体抑制剂、免疫调节剂、达雷妥尤单抗以及核输出蛋白抑制剂等的 3~4 药联合化疗。再次获得缓解且有冻存自体干细胞者，可进行挽救性 ASCT。

多线复发的治疗目标是提高患者的生活质量，在此基础上尽可能获得最大程度缓解。应考虑使用新药联合细胞毒药物（如苯达莫司汀）等的 2~4 药联合化疗。

复发后再诱导治疗建议换用不同作用机制的药物、或者新一代药物联合化疗。临床上应根据患者对来那度胺或硼替佐米的耐药性选择合适的联合化疗方案。对于伴有浆细胞瘤的复发患者，使用含细胞毒药物的多药联合方案。

8.9 支持治疗

支持治疗	Ⅰ级推荐	Ⅱ级推荐	Ⅲ级推荐
骨病[a]	有症状患者建议双膦酸盐治疗；地舒单抗	外科手术治疗	放疗
肾功能不全[b]	水化、碱化，地舒单抗抗骨病	高截量透析（高血清游离轻链）	血浆置换（高血清游离轻链）
感染[c]	阿昔洛韦或伐昔洛韦预防带状疱疹病毒	乙肝病毒携带者应预防性使用抑制病毒复制药物	静脉输注免疫球蛋白（低丙种球蛋白血症）
	复方磺胺甲唑预防卡氏肺孢子菌肺炎	G-CSF（粒细胞减少或缺乏）长效 G-CSF（粒细胞减少或缺乏）	
凝血 / 血栓	使用免疫调节剂治疗，建议抗栓治疗	血浆置换（高黏综合征）	
	存在血栓高危因素患者应预防性抗凝治疗		
贫血[d]	排除其他原因引起贫血，建议促红细胞生成素治疗	在使用达雷妥尤单抗之前，应对患者进行血型鉴定和抗体筛查	

【注释】

a 双膦酸盐适用于所有需要治疗的有症状 MM 患者，无症状 MM 不建议使用双膦酸盐治疗。推荐唑来膦酸、地舒单抗或者帕米膦酸，前两年每个月 1 次，两年后每 3 个月 1 次。若出现新的骨相关事件，则重新开始治疗。治疗中，应定期监测肾功能，根据肾小球滤过率进行剂量调整。双膦酸盐均有可能引起下颌骨坏死的报道，尤以唑来膦酸及地舒单抗居多，治疗中应定期行口腔检查。如需进行口腔侵入操作，建议前后停用双膦酸盐或地舒单抗 3 个月。对于脊柱压缩性骨折造成脊髓压迫或脊柱不稳定患者，应考虑外科手术干预治疗。

　　对伴有肾功能不全的骨病患者，建议使用地舒单抗，其对肾功能不全患者是安全有效的，且不需要根据肾功能调整剂量。双膦酸盐对肾功能不全患者需要调整剂量甚至停用。

b 应充分水化、碱化、避免静脉造影剂、非甾体抗炎药等肾毒性药物，推荐含硼替佐米、泊马度胺、达雷妥尤单抗方案诱导治疗（1B 类）。

c 使用蛋白酶体抑制剂和 CD38 单抗药物，建议使用阿昔洛韦或伐昔洛韦预防带状疱疹病毒。使用大剂量地塞米松治疗（28d 内地塞米松剂量达到 480mg），建议复方磺胺甲噁唑预防卡氏肺孢子菌肺炎。反复发生危及生命的严重感染，建议定期补充静脉免疫球蛋白。

　　使用免疫调节剂治疗患者，无其他高危因素建议阿司匹林抗栓治疗，合并其他高危因素（使用多柔比星、大剂量地塞米松、制动卧床）建议低分子肝素或华法林抗凝治疗。

d 贫血（Hb<100g/L），排除常见原因后，给予促红细胞生成素，目标 Hb 120g/L 左右，维持 Hb<140g/L，以避免静脉血栓事件发生。

参考文献

[1] DIMOPOULOS MA, MOREAU P, TERPOS E, et al. EHA Guidelines Committee. Electronic address: guidelines@ehaweb. org; ESMO Guidelines Committee. Electronic address: clinicalguidelines@esmo. org. Multiple myeloma: EHA-ESMO Clinical Practice Guidelines for diagnosis, treatment and follow-up. Ann Oncol, 2021, 32 (3): 309-322.

[2] RAJKUMAR SV, DIMOPOULOS MA, PALUMBO A, et al. International Myeloma Working Group updated criteria for the diagnosis of multiple myeloma. Lancet Oncol, 2014, 15 (12): e538-e548.

[3] PALUMBO A, ABET-LOISEAU H, OLIVA S, et al. Revised international staging system for multiple myeloma: A report from International Myeloma Working Group. J Clin Oncol, 2015, 33 (26): 2863-2869.

[4] CHNG WJ, DISPENZIERI A, CHIM CS, et al. IMWG consensus on risk stratification in multiple myeloma. Leukemia, 2014, 28 (2): 269-277.

[5] D'AGOSTINO M, CAIRNS DA, LAHUERTA JJ, et al. Second revision of the international staging system (r2-iss) for overall survival in multiple myeloma: A European Myeloma Network (EMN) Report Within the HARMONY Project. J Clin Oncol, 2022, 40 (29): 3406-3418.

[6] ABDALLAH NH, BINDER M, RAJKUMAR SV, et al. A simple additive staging system for newly diagnosed multiple myeloma. Blood Cancer J, 2022, 12 (1): 21.

[7] DHAKAL B, SZABO A, CHHABRA S, et al. Autologous transplantation for newly diagnosed multiple myeloma in the era of novel agent induction: A systematic review and meta-analysis. JAMA Oncol, 2018, 4 (3): 343-350.

[8] CAVO M.Double vs single autologous stem cell transplantation for newly diagnosed multiple myeloma: Long-term follow-up（10-years）analysis of randomized phase 3 studies. Blood, 2018, 132: 12.

多发性骨髓瘤

［9］ GONSALVES WI, BUADI FK, AILAWADHI S, et al. Utilization of hematopoietic stem cell transplantation for the treatment of multiple myeloma: A Mayo Stratification of Myeloma and Risk-Adapted Therapy (mSMART) consensus statement. Bone Marrow Transplant, 2019, 54 (3): 353-367.

［10］ SONNEVELD P, BEKSAC M, VAN DER HOLT B, et al. Consolidation followed by maintenance therapy versus maintenance alone in newly diagnosed, transplant eligible patients with multiple myeloma (MM): A randomized Phase 3 Study of the European Myeloma Network (EMN02/HO95 MM Trial). Blood, 2016, 128: 242.

[11] LAUBACH J, GARDERET L, MAHINDRA A, et al. Management of relapsed multiple myeloma: Recommendations of the International Myeloma Working Group. Leukemia, 2016, 30 (5): 1005-1017.

［12］ DINGLI D, AILAWADHI S, BERGSAGEL PL, et al. Therapy for relapsed multiple myeloma: Guidelines from the Mayo stratification for myeloma and risk-adapted therapy. Mayo Clin Proc, 2017, 92 (4): 578-598.

［13］ TERPOS E, KLEBER M, ENGELHARDT M, et al. European Myeloma Network guidelines for the management of multiple myeloma-related complications. Haematologica, 2015, 100 (10): 1254-1266.

多发性骨髓瘤

9 原发性浆细胞白血病

9.1 治疗前评估

	I 级推荐	II 级推荐	III 级推荐
病史采集和体格检查	完整的病史采集（包括骨痛、乏力、发热等） 体格检查（包括皮下包块、肝、脾、淋巴结肿大、神经系统症状等） 体能状态评估 年龄 ≥ 65 岁；依据国际骨髓瘤工作组的老年评分系统进行衰弱评分		
实验室检查	血常规，网织红细胞计数，白细胞手工分类；计数外周血循环浆细胞数 尿常规、尿沉渣流式分析 尿蛋白定量：24 小时尿蛋白、24 小时尿白蛋白定量，24 小时尿轻链定量 血清及尿蛋白电泳：M 蛋白定量 血、尿免疫固定电泳 血清免疫球蛋白定量 血清游离轻链（FLC）定量 β_2 微球蛋白 血生化：至少包括白蛋白、球蛋白、肝功能、碱性磷酸酶、乳酸脱氢酶、血肌酐及血钙；血氨 基末端脑钠尿肽（NT-proBNP）、心肌肌钙蛋白 I（cTnI） 乙型肝炎标志物及 DNA 定量		

治疗前评估（续）

	I 级推荐	II 级推荐	III 级推荐
骨骼检查	局部或全身低剂量 CT 局部或全身 MRI（包括颈椎、腰椎、腰骶椎、头颅）	PET/CT	
骨髓穿刺	形态学分析，骨髓活检病理学分析		
流式细胞免疫表型分析	骨髓和外周血，以 CD45$^-$/dimCD38$^+$ 细胞设门，同时应包括 CD138、CD56、CD19、CD27、CD20、CD81、CD117、HLA-DR 及胞质 κ 和 λ		
细胞遗传（CD38+ 富集）	包括 G 带染色和荧光原位杂交（FISH） FISH 检查：至少应该包括 1q21 扩增、17p 缺失、13q 缺失、t（11；14）、t（4；14）、t（14；16）	有条件者可以加做 1p 缺失、t（14；20）、t（6；14）	
其他影像学检查	心电图，心脏超声、腹部超声、胸部 CT		

注：CD20（表达）、CD56（低表达）、CD117（低表达）及 HLA-DR（低表达）有助于与多发性骨髓瘤鉴别和随访。pPCL 常见的细胞遗传学改变包括复杂染色体核型、t（11；14）、1q+ 和 del（17p）。

原发性浆细胞白血病

9.2 诊断标准

诊断	标准
原发性浆细胞白血病	外周血循环浆细胞比例 ≥ 5%，无明确多发性骨髓瘤病史

注：外周血涂片计数至少 100~200 个有核细胞，建议应用流式细胞术鉴定外周血浆细胞的克隆性。

9.3 预后评估

采用 MM 预后评估体系

2016 年 IMWG 的遗传学预后评估系统

危险分层	标准
高危	FISH：t（4；14）、t（14；16）、t（14；20）、del（17/17p）、gain（1q） 非超二倍体核型 del（13）核型 GEP：高危标志
标危	所有其他，包括：t（11；14）、t（6；14）

注：pPCL 为侵袭性肿瘤，多伴有复杂的遗传学异常，预后差（与高危 MM 相似，中位 OS 2 年左右），目前没有统一的预后评估系统。

9.4 分期

目前无 pPCL 的分期系统，可以参照 MM 分期系统

9.4.1 DS 分期

分期	标准
I 期	满足以下所有条件： 血红蛋白>100g/L；血清钙 ≤2.65mmol/L（11.5mg/dl）；骨骼 X 线片：骨骼结构正常或独立性骨浆细胞瘤；血清或尿骨髓瘤蛋白产生率低：① IgG<50g/L；② IgA<30g/L；③本周蛋白<4g/24h
II 期	不符合 I 和 III 期的标准
III 期	满足以下 1 个或多个条件： 血红蛋白<85g/L；血清钙>2.65mmol/L（11.5mg/dl）；骨骼检查中溶骨病变大于 3 处；血清或尿骨髓瘤蛋白产生率高：① IgG>70g/L；② IgA>50g/L；③本周蛋白>12g/24h

亚型：

A 亚型：肾功能正常［肌酐清除率>40ml/min 或血清肌酐水平<177μmol/L（2.0mg/dl）］

B 亚型：肾功能不全［肌酐清除率 ≤40ml/min 或血清肌酐水平 ≥177μmol/L（2.0mg/dl）］

9.4.2 ISS 分期

分期	标准
I 期	血 β_2-MG<3.5mg/L 和白蛋白 ≥35g/L
II 期	不符合 I 和 III 期的标准
III 期	血 β_2-MG ≥ 5.5mg/L

9.4.3 R-ISS 分期

分期	标准
I 期	ISS I 期和非高危细胞遗传学，同时 LDH 水平正常
II 期	不符合 R-ISS I 和 III 期的标准
III 期	ISS III 期伴有高危细胞遗传学或者 LDH 高于正常值上限

注：高危细胞遗传学是指间期 FISH 检出 del（17p）、t（4；14）、t（14；16）中一个或多个。

9.5 治疗

9.5.1 新诊断原发性浆细胞白血病（pPCL）治疗

（1）诱导治疗

分类	是否适合移植	治疗	I 级推荐	II 级推荐	III 级推荐
新诊断 pPCL	适合移植	诱导治疗	Fit：参加临床试验 以蛋白酶体抑制剂联合免疫调节剂为基础的三药方案（1B 类） 硼替佐米 / 伊沙佐米 + 来那度胺 + 地塞米松（V/IRD） 伴肾功能不全：硼替佐米 / 伊沙佐米 + 泊马度胺（或沙利度胺）+ 地塞米松（V/IP/TD）	环磷酰胺 + 长春新碱 + 阿霉素 + 硼替佐米 + 地塞米松 （HyperCVAD-VD） 卡非佐米 + 来那度胺 + 地塞米松（KRD） 达雷妥尤单抗联合方案	

原发性浆细胞白血病

诱导治疗（续）

分类	是否适合移植	治疗	I 级推荐	II 级推荐	III 级推荐
新诊断 pPCL			Fit、年轻、高肿瘤负荷： 以蛋白酶体抑制剂联合免疫调节剂三药基础上联合细胞毒性药物 V/IRD-DECP［硼替佐米 / 伊沙佐米 + 来那度胺 + 地塞米松 + 顺铂 + 环磷酰胺 + 依托泊苷（足叶乙甙）］ 硼替佐米 / 伊沙佐米 + 地塞米松 + 顺铂 + 多柔比星 + 环磷酰胺 + 依托泊苷 +/–沙利度胺 / 来那度胺（V/ID-PACE+/–T/R）		

诱导治疗（续）

分类	是否适合移植	治疗	Ⅰ级推荐	Ⅱ级推荐	Ⅲ级推荐
新诊断 pPCL	不适合移植	诱导治疗	Fit：参加临床试验 以蛋白酶体抑制剂（硼替佐米 / 伊沙佐米）联合免疫调节剂（来那度胺 / 泊马度胺 / 沙利度胺）为基础的三药方案（1B 类） 硼替佐米 / 伊沙佐米 + 来那度胺 + 地塞米松（V/IRD） 伴肾功能不全：硼替佐米 / 伊沙佐米 + 泊马度胺（或沙利度胺）+ 地塞米松（B/IP/TD） Unfit/frail 或 >75 岁：个体化治疗 参加临床试验 来那度胺、地塞米松（Rd） 硼替佐米 / 伊沙佐米、地塞米松（V/ID）	达雷妥尤单抗联合方案 达雷妥尤单抗联合 Rd 达雷妥尤单抗联合 V/Id	

原发性浆细胞白血病

由于 PCL 的高度侵袭性，需要快速控制疾病以防发生疾病相关的并发症以及早期死亡。因为缺乏随机前瞻性研究，治疗推荐仅基于小型前瞻性及回顾性研究，以及 MM 的研究数据。如果有合适的临床研究，首先推荐参加临床研究，特别是包含单克隆抗体或者其他靶向新药（如维奈克拉）的临床研究。诱导治疗考虑多药联合（包含一种蛋白酶体抑制剂，一种免疫调节剂，以及单克隆抗体）PCL 前瞻性临床试验非常少见，治疗证据多数来源于回顾性研究以及个案报道。目前尚无标准的 pPCL 治疗方案，推荐参加首选以硼替佐米（或伊沙佐米）+IMiD 为基础的多药联合方案，如患者合并肾功能不全，则推荐首选 B/ICD 联合方案。对于肿瘤负荷较大且年轻健康者，推荐选用较强治疗方案，如 VRT/VDT-PACE、HyperCVAD-VD；而疾病发展缓慢、高龄（>75 岁）、虚弱或合并周围神经病变者，无法耐受多药联合方案，可根据药物疗效及耐受性采取个体化治疗（如 Rd、VD ± 达雷妥尤单抗）。

对于不适合移植患者，初始诱导方案除可选用上述适合移植患者的方案外，还可应用包含干细胞毒性药物的治疗方案（如 MPV）。

原发性浆细胞白血病

（2）巩固治疗

分类	是否适合移植	治疗	年龄分层及是否有供体	I 级推荐	II 级推荐	III 级推荐
新诊断 pPCL	适合移植	巩固治疗	<50 岁，有合适供体	双次 ASCT（1B 类） 清髓性 allo-HSCT（1B 类） 或 ASCT 序贯减低强度非清髓 allo-HSCT（1B 类）		
			>50 岁，有合适供体	双次 ASCT（1B 类） ASCT 序贯减低强度非清髓性 allo-HSCT（1B 类）		
			>50 岁，无合适供体	双次 ASCT（1B 类）		

诱导治疗后，推荐所有适合移植的患者进入双次 ASCT、巩固和维持治疗；对于年轻、高危、诱导治疗获良好缓解，有合适供者推荐一线清髓性 allo-HSCT，或 ASCT 序贯减低强度非清髓性 allo-HSCT。

按照多发性骨髓瘤 ASCT 适合移植的标准，原则上要求年龄 ≤ 65 岁，对于>65 岁推荐评估患者体能和伴随状况，年龄和肾功能不全均不是移植绝对禁忌。

（3）维持治疗

推荐硼替佐米 / 伊沙佐米 ± 来那度胺为基础的维持治疗。

对于不适合 ASCT 患者，推荐持续治疗，直至疾病复发或出现明显毒性反应。

9.5.2 复发 / 难治性 pPCL 治疗

（1）诱导治疗

对于复发 / 难治性 pPCL 患者，目前尚无标准治疗方案，首先推荐进入适合的临床试验（如 CAR-T 临床试验）。

对于年龄 ≥ 75 岁及衰弱老年患者，推荐个体化治疗。

对于年龄 <75 岁且体健者，需结合患者初始诱导治疗方案、疗效及复发时间，推荐联合未应用过的药物（如达雷妥尤单抗、泊马度胺、卡非佐米、伊沙佐米等）治疗。

（2）巩固、维持治疗

对于挽救性治疗反应较差（<PR）患者，目前尚无明确治疗方案，推荐进入临床试验。

对于挽救性治疗敏感且符合移植条件的患者，推荐异基因造血干细胞移植（造血干细胞移植原则与新诊断 pPCL 一致）（1B 类）。

造血干细胞移植后序贯巩固和维持治疗

不适合移植患者，建议持续治疗直至疾病复发或不可耐受。维持治疗用药原则与新诊断 pPCL 一致。

【注释】

（1）伴有 t（11；14）的 pPCL 患者，推荐联合 BCL-2 抑制剂（维奈克拉）治疗。

（2）中枢神经系统浸润高危（如白细胞计数增高）患者，推荐鞘内预防治疗。

（3）接受 IMiD 治疗的患者，推荐预防性抗血栓治疗。

（4）骨破坏患者，推荐双膦酸盐治疗。

（5）诱导治疗需密切关注肿瘤溶解综合征，并避免使用增加基因组不稳定药物（烷化剂或蒽环类药物）。

（6）接受蛋白酶体抑制剂，推荐预防性抗单纯疱疹病毒治疗。

9.6 疗效评价

标准	骨髓	外周血	血清[a]	其他
严格的完全缓解（sCR）	骨髓浆细胞<5%且流式检测无克隆性浆细胞	外周血无克隆性浆细胞（流式）	血清游离轻链比值（sFLCR）正常（0.26~1.65）血、尿免疫固定电泳阴性	无髓外疾病
完全缓解（CR）	骨髓浆细胞<5%	外周血无浆细胞	血、尿免疫固定电泳阴性[b]	无髓外疾病
非常好的部分缓解（VGPR）	骨髓浆细胞<5%	外周血无浆细胞	血M蛋白下降≥90%，且24h尿M蛋白<100mg[c]	无髓外疾病
部分缓解（PR）	骨髓浆细胞5%~25%	外周血中浆细胞1%~5%	血M蛋白下降≥50%，且24h尿M蛋白下降≥90%和<200mg/24h[d]	若初诊伴可测量髓外病灶，则要求病灶大小[e]减少≥50%
疾病稳定（SD）				不符合sCR、CR、VGPR、PR或PD

原发性浆细胞白血病

标准	骨髓	外周血	血清[a]	其他
疾病进展（PD）	骨髓浆细胞增加>25% 或绝对值增加 ≥ 10%	外周血浆细胞绝对值增加>5%	血 M 蛋白增加>25%，且绝对值增加 ≥ 5g/L；24h 尿轻链增加>25%，且绝对值增加 ≥ 200mg/24h	高钙血症；或溶骨性病灶增加；或髓外病灶的大小或数量增加
CR 后复发	骨髓浆细胞增加>10%	外周血中浆细胞由阴转阳	血和 / 或尿中 M 蛋白由阴转阳	新发髓外疾病

注：a. 至少持续 6 周；若不可测或不一致时，按骨髓标准评估。

b. 若血、尿的 M 蛋白不可测，则要求血清游离轻链比值（sFLCR）正常。

c. 若血、尿的 M 蛋白不可测，则要求血清游离轻链差值减少 ≥ 90%。

d. 若血、尿的 M 蛋白不可测，则要求血清游离轻链差值减少 ≥ 50%。

e. 所有被测病灶最长径乘以与之垂直的最长径乘积的总和。

参考文献

[1] CARLOS FERNÁNDEZ DE LARREA, ROBERT KYLE, LAURA ROSIÑOL, et al. Primary plasma cell leukemia:

原发性浆细胞白血病

Consensus definition by the International Myeloma Working Group according to peripheral blood plasma cell percentage. Blood Cancer J, 2021, 11 (12): 192-194.

[2] GRANELL M, CALVO X, GARCIA-GUINON A, et al. Prognostic impact of circulating plasma cells in patients with multiple myeloma: Implications for plasma cell leukemia definition. Haematologica, 2017, 102 (1): 1099-1104.

[3] RAVI P, KUMAR SK, ROEKER L, et al. Revised diagnostic criteria for plasma cell leukemia: Results of a Mayo Clinic study with comparison of outcomes to multiple myeloma. Blood Cancer J, 2018, 8: 116-118.

[4] GAVRIATOPOULOU M, MUSTO P, CAERS J, et al. European myeloma network recommendations on diagnosis and management of patients with rare plasma cell dyscrasias. Leukemia, 2018, 32 (9): 1883-1898.

[5] NERI A, TODOERTI K, LIONETTI M, et al. Primary plasma cell leukemia 2. 0: Advances in biology and clinical management. Expert Rev Hematol, 2016, 9 (11): 1063-1073.

[6] FERNÁNDEZ DE LARREA C, KYLE RA, DURIE BG, et al. Plasma cell leukemia: Consensus statement on diagnostic requirements, response criteria and treatment recommendations by the International Myeloma Working Group. Leukemia, 2013, 27 (4): 780-791.

[7] MUSTO P, STATUTO T, VALVANO L, et al. An update on biology, diagnosis and treatment of primary plasma cell leukemia. Expert Rev Hematol, 2019, 12 (4): 245-253.

[8] MINA R, D'AGOSTINO M, CERRATO C, et al. Plasma cell leukemia: Update on biology and therapy. Leuk Lymphoma, 2017, 58 (7): 1538-1547.

[9] SONNEVELD P, AVET-LOISEAU H, LONIAL S, et al. Treatment of multiple myeloma with high-risk cytogenetics: A consensus of the International Myeloma Working Group. Blood, 2016, 127 (24): 2955-2962.

[10] PALUMBO A, AVET-LOISEAU H, OLIVA S, et al. Revised international staging system for multiple myeloma: A report from International Myeloma Working Group. J Clin Oncol, 2015, 33 (26): 2863-2869.

[11] MUSTO P, SIMEON V, MARTORELLI MC, et al. Lenalidomide and low-dose dexamethasone for newly diagnosed

原发性浆细胞白血病

primary plasma cell leukemia. Leukemia, 2014, 28 (1): 222-225.

［12］ ROYER B, MINVIELLE S, DIOUF M, et al. Bortezomib, doxorubicin, cyclophosphamide, dexamethasone induction followed by stem cell transplantation for primary plasma cell leukemia: A prospective phase Ⅱ Study of the Intergroupe Francophone du Myélome. J Clin Oncol, 2016, 34 (18): 2125-2132.

［13］ NIELS W. C. J. VAN DE DONK, HOLT B, SCHJESVOLD FH, et al. Treatment of primary plasma cell leukemia with carfilzomib and lenalidomide-based therapy: Results of the first interim analysis of the phase 2 EMN12/HOVON129 study. Blood, 2019, 134 (Supplement_1): 693.

［14］ YU T, XU Y, AN G, et al. Primary plasma cell leukemia: Real-world retrospective study of 46 patients from a single-center study in China. Clin Lymphoma Myeloma Leuk, 2020, 20 (10): e652-e659.

［15］ 中国医师协会血液科医师分会 , 中华医学会血液学分会 , 中国医师协会多发性骨髓瘤专业委员会 . 中国多发性骨髓瘤诊治指南 (2020 年修订). 中华内科杂志 , 2020, 59 (5): 341-346.

原发性浆细胞白血病

10 原发性系统性淀粉样变性

10.1 治疗前评估

	I 级推荐	II 级推荐	III 级推荐
病史采集和体格检查	完整的病史采集 体格检查 体能状态评估		
实验室检查	血常规，网织红细胞计数，尿常规；24 小时尿总蛋白定量；24 小时尿白蛋白定量；24 小时尿轻链定量；尿蛋白电泳及 M 蛋白测定 血清免疫球蛋白定量；免疫固定电泳；血清蛋白电泳；M 蛋白定量 血清游离轻链：血清游离轻链（FLC）定量及差值 血生化［至少应该包括白蛋白、球蛋白；乳酸脱氢酶、碱性磷酸酶；血肌酐及钙；血氨基末端脑钠肽前体（NT-proBNP），心肌肌钙蛋白 I（cTnI）或肌钙蛋白 T（TnT）］ 凝血功能检查（PT、APTT、TT、Fbg、X 因子）	甲状腺功能 肺功能 肾上腺功能 尿固定电泳	
骨骼检查	常规 X 线；CT；全身低剂量 CT；MRI	PET/CT	DWI-MRI

治疗前评估（续）

	I级推荐	II级推荐	III级推荐
骨髓穿刺	形态学分析；骨髓活检病理学分析 + 刚果红染色		
流式细胞免疫表型分析	以 $CD45^{-/dim}CD38^+$ 细胞设门，同时应该包括 CD138、CD56、CD19、CD27、CD20、CD81、CD117 及胞质 κ 和 λ，以及 CD269		
细胞遗传学	包括 G 带染色 FISH 检查：至少应该包括 1q21 扩增、17p 缺失、t（4；14）、t（11；14）		
影像学检查	心脏：心电图、超声、MRI 肝：超声及 CT 肾：超声 肺：高分辨 CT 胃肠道：胃镜、肠镜	心肌活检 + 刚果红染色 肾穿刺活检 + 刚果红染色 穿刺活检组织轻链免疫荧光分析、电镜分析	穿刺活检组织质谱分析
组织活检	腹部脂肪、肥大舌、受累组织或器官活检、刚果红染色、轻链免疫荧光分析、电镜分析		

原发性系统性淀粉样变性

191

10.2 AL 淀粉样变性及器官受累的诊断

AL 淀粉样 变性诊断	骨髓可以找到（光镜或流式）克隆性浆细胞
	血或尿存在 M 蛋白，并除外多发性骨髓瘤、华氏巨球蛋白血症或其他淋巴浆细胞增殖性疾病
	组织病理学活检：刚果红染色阳性或电镜证实存在淀粉样变性
	活检组织免疫荧光或者质谱为克隆性轻链或重链
受累器官或组织标准	
肾	24 小时尿蛋白 ≥ 0.5g，主要为白蛋白
心脏	NT-proBNP>332ng/L（无肾功能不全或心房颤动），或心脏彩超上舒张期平均室壁厚度>12mm 而无其他致病原因
肝	无心力衰竭时肝>15cm 或碱性磷酸酶>正常上限的 1.5 倍
神经系统	周围神经：对称性下肢感觉运动周围神经病 自主神经：与器官直接浸润无关的胃排空异常，假性梗阻，排便异常
消化道	有症状患者直接组织活检证实
肺	有症状患者直接组织活检证实 肺间质的影像学表现
软组织	舌肥大、关节病、跛行（推测为血管淀粉样变性）、皮损、肌病（通过活检证实或假性肥大）、淋巴结（可能是局部的），腕管综合征

10.3　分期与疗效评估

10.3.1　分期

分期系统	指标	分期及预后
Mayo2012	游离轻链差值 ≥ 180mg/L TnI ≥ 0.08mg/L（TnT ≥ 0.025mg/L） NT-proBNP ≥ 1 800ng/L（BNP>400ng/L）	Ⅰ期：0 个危险因素；中位生存期 964 个月 Ⅱ期：1 个危险因素；中位生存期 40 个月 Ⅲ期：2 个危险因素；中位生存期 14 个月 Ⅳ期：3 个危险因素；中位生存期 6 个月
Mayo2004	cTnI ≥ 0.1mg/L（cTnT ≥ 0.035mg/L） NT-proBNP ≥ 332ng/L（BNP>81ng/L）	Ⅰ期：0 个危险因素；中位生存期 26.4 个月 Ⅱ期：1 个危险因素；中位生存期 10.5 个月 Ⅲ期：2 个危险因素；中位生存期 3.5 个月
心脏受累 严重程度	收缩压 ≤ 100mmHg NT-proBNP ≥ 8 500ng/L	Ⅲ a：0 个危险因素；中位生存期 26 个月 Ⅲ b：1 个危险因素；中位生存期 16 个月 Ⅲ c：2 个危险因素；中位生存期 3 个月

原发性系统性淀粉样变性

2023 NCCN 指南轻链型淀粉样变性预后分期系统

预后变量	数值	预后变量分值
cTnT	≥0.05U/L 或 hs-cTnT ≥40pg/ml	1
cTnI	≥0.1U/L	
NT-proBNP	≥1 800ng/L	1
BNP	≥400ng/L	
FLC 差值	≥180mg/L	1

根据以上 3 个危险积分修订的分期系统

总预后积分	分期
0	I 期
1	II 期
2	III 期
3	IV 期

10.3.2 血液学缓解标准

缓解定义	标准
严格意义的完全缓解（sCR）	血/尿免疫固定电泳阴性，并且受累血清游离轻链（iFLC）≤20mg/L 和 dFLC ≤ 10mg/L
完全缓解（CR）	血/尿免疫固定电泳阴性，并且血清游离轻链比值正常
非常好的部分缓解（VGPR）	dFLC 下降至<40mg/L
部分缓解（PR）	dFLC>50mg/L 的患者：dFLC 下降>50% dFLC 在 20~50mg/L 的患者：dFLC<10mg/L
疾病稳定（SD）	未达到 PR 和 PD 标准
疾病进展（PD）	（1）若达到 CR，可检测到 M 蛋白或轻链比值异常（iFLC 水平必须翻倍） （2）若达到 PR，血 M 蛋白增加 ≥50% 并>5g/L；或尿 M 蛋白增加 ≥50% 并>200mg/d （3）iFLC 水平增加 ≥50% 并大于 100mg/L

原发性系统性淀粉样变性

10.3.3 器官缓解和进展标准

器官	缓解	进展
心脏	NT-proBNP 下降（对于基线 ≥650ng/L 的患者，下降>30% 且>300ng/L），或 NYHA 分级改善（基线 NYHA 分级为 3 级或 4 级的患者，分级下降 ≥2 个级别）	NT-proBNP 升高（>30% 且>300ng/L）或肌钙蛋白升高（≥33%）或射血分数下降（≥10%）
肾脏	尿蛋白定量下降达 50%（至少 0.5g/d）（治疗前尿蛋白定量需>0.5g/d）。肌酐和肌酐清除率相较于基线恶化<25%	尿蛋白定量增加 50%（至少 1g/d）或肌酐或肌酐清除率相较于基线恶化>25%
肝脏	碱性磷酸酶下降 50% 以上和 / 或肝脏体积减小 ≥2cm	碱性磷酸酶升高 50% 以上
外周神经	肌电图提示神经传导速率改善	肌电图或神经传导速率提示病变进展

10.3.4 疗效监测

对于 AL 型淀粉样变，应该每疗程进行游离轻链差值的监测，如果治疗有效，通常情况下发生于早期，如果 2 个疗程未达到部分缓解（PR）疗效的患者，应该及时进行治疗方案的调整。

10.4 新诊断的治疗

	是否适合移植	I 级推荐	II 级推荐	III 级推荐
初诊	适合移植	硼替佐米 + 环磷酰胺 + 地塞米松（1A 类） 达雷妥尤单抗 + 硼替佐米 + 环磷酰胺 + 地塞米松（1A 类） 达雷妥尤单抗 + 硼替佐米 + 地塞米松（1A 类）	硼替佐米 + 地塞米松（2A 类） 伊沙佐米 + 地塞米松（2A 类）	沙利度胺 + 环磷酰胺 + 地塞米松（3 类） 沙利度胺 + 地塞米松（3 类） 伊沙佐米 + 来那度胺 + 地塞米松（3 类）
	不适合移植	硼替佐米 + 美法仑 + 地塞米松（1A 类） 美法仑 + 地塞米松（1 类） 达雷妥尤单抗 + 地塞米松（1 类）	达雷妥尤单抗 + 硼替佐米 + 地塞米松（2 类） 硼替佐米 + 环磷酰胺 + 地塞米松（2A 类） 硼替佐米 + 地塞米松（2A 类）	沙利度胺 + 环磷酰胺 + 地塞米松（3 类） 伊沙佐米 + 来那度胺 + 地塞米松（3 类） 硼替佐米 + 来那度胺 + 地塞米松（3 类）

系统性轻链型淀粉样变性的治疗目的是快速清除作为淀粉样蛋白来源的单克隆免疫球蛋白轻链以恢复器官功能。核心治疗主要是针对克隆性浆细胞的治疗。

原发性系统性淀粉样变性

对于初治的患者，需要评估是否适合行自体干细胞移植；符合条件的患者可以将自体干细胞移植作为一线治疗，也可以选择先采集干细胞，并将自体干细胞移植作为后线治疗的选择。

使用硼替佐米的患者建议每周 1 次皮下注射以减少不良反应，但对于全身水肿的患者，可使用静脉注射。在使用硼替佐米的过程中，注意预防带状疱疹感染。

使用免疫调节剂为基础的治疗方案需密切监测药物毒性；沙利度胺的起始剂量推荐 50mg 开始，如能耐受，再缓慢加量；梅奥分期Ⅲ期的患者应当避免使用免疫调节剂。

10.5　移植和巩固治疗

	Ⅰ级推荐	Ⅱ级推荐	Ⅲ级推荐
适合移植的患者（需严格评估）	自体造血干细胞移植（1 类）		心脏移植（3 类）肾脏移植（3 类）

中国淀粉样变指南推荐移植患者需符合以下条件：年龄 ≤ 65 岁，ECOG ≤ 2 分，梅奥 2004 分期Ⅰ期或Ⅱ期，纽约心脏病协会（NYHA）心功能分级Ⅰ～Ⅳ级，左心室射血分数>50%，收缩压>90mmHg，eGFR>30ml/min，无大量胸腔积液。

在适合移植的患者中，若初诊时肿瘤负荷非常低，可以不需要诱导治疗，直接行自体干细胞移植；若初诊时患者不适合移植，可在 2~4 个周期的全身治疗后重新评估是否适合移植。

自体干细胞移植的预处理方案建议使用 200mg/m^2 的美法仑静脉注射，美法仑的剂量可以根据年龄、是否有心脏受累、肌酐清除率和所累及器官的数量等因素调整 140~200mg/m^2。

对于移植后是否进行巩固治疗，目前没有确切的结论，梅奥中心和中国指南推荐移植后 3 个月评价血液学疗效，如果达到非常好的部分缓解（VGPR）或 VGPR 以上疗效，可以观察随诊，如果未达到，应给予进一步的巩固治疗。

异基因移植基于其移植相关病死率高，目前不推荐在临床试验外应用。

10.6 复发治疗

	Ⅰ级推荐	Ⅱ级推荐	Ⅲ级推荐
复发	达雷妥尤单抗 + 硼替佐米 + 地塞米松（1A 类） 硼替佐米 + 美法仑 + 地塞米松（1 类） 卡非佐米 + 地塞米松（1 类）	伊沙佐米 + 来那度胺 + 地塞米松（2A 类） 达雷妥尤单抗 - 地塞米松（2A 类） Bcl-2 抑制剂 - 地塞米松（2A 类） 泊马度胺 + 地塞米松（2B 类） 大剂量美法仑 + 自体干细胞移植（2A 类） 美法仑 + 地塞米松（2 类）	来那度胺 + 环磷酰胺 + 地塞米松（3 类）

治疗的首要目标仍然是游离轻链差值水平<40mg/L，即 ≥ VGPR（非常好的部分缓解），因为只有达到 ≥ VGPR 的疗效，才会出现后续受累器官功能的缓解。

复发难治的患者目前尚无标准的治疗方案，符合条件的患者首先推荐参加临床试验；建议使用与初治方案不同机制的药物；对于既往治疗取得过较好缓解，且持续时间>12 个月的患者，可以采用既往方案的再治疗。

无明显移植禁忌证及心脏受累较轻的患者，可以进行自体造血干细胞移植。对于尚不满足标准的患者，若后续治疗后符合要求，也应该考虑进行自体移植。美法仑剂量推荐 140~200mg/m^2。

以 CD38 单抗为基础的治疗（如达雷妥尤单抗）对于复发的患者显示有效的治疗效果，可以单用或者联合治疗，包括联合地塞米松，或者联合硼替佐米及地塞米松、来那度胺及地塞米松。

免疫调节剂来那度胺 / 泊马度胺、烷化剂美法仑、Bcl-2 抑制剂维奈克拉是可以选择的治疗药物。

原发性系统性淀粉样变性

10.7　支持治疗

心功能不全	建议使用利尿药控制症状，避免使用 β 受体阻滞剂 合并心房颤动建议使用胺碘酮，禁用地高辛 单纯心脏受累，可考虑心脏移植
肾功能不全	终末期肾病建议血液透析；单纯肾受累，可考虑肾移植
外周神经病变	可用阿米替林、加巴喷丁、普瑞巴林或度洛西汀缓解症状

　　AL 型淀粉样变性心脏受累患者常具有典型的心脏舒张功能障碍的表现。此类患者极易发生恶性心律失常、甚至猝死，应尽量避免或者减少心脏毒性药物的使用，并保证电解质平衡。

　　对于合并室性心动过速、心室颤动等恶性心律失常的患者，尚无确切方法可以预防猝死。

　　终末期肾病患者往往因为血压低而不能耐受透析，透析前使用米多君可以改善低血压症状。

参考文献

[1] MUCHTAR E, KUMAR SK, GERTZ MA, et al. Staging systems use for risk stratification of systemic amyloidosis in the era of high-sensitivity troponin T assay. Blood, 2019, 133 (7): 763-766.

[2] TANDON N, SIDANA S, GERTZ MA, et al. Treatment patterns and outcome following initial relapse or refractory disease in patients with systemic light chain amyloidosis. Am J Hematol, 2017, 92 (6): 549-554.

[3] GERTZ MA, ZELDENRUST SR. Treatment of immunoglobulin light chain amyloidosis. Curr Hema-tol Malig Rep, 2009, 4 (2): 91-98.

[4] WECHALEKAR AD, GILLMORE JD, BIRD J, et al. BCSH Committee. Guidelines on the management of AL amy-loidosis. Br J Haematol, 2015, 168 (2): 186-206.

[5] D'SOUZA A, DISPENZIERI A, WIRK B, et al. Improved outcomes after autologous hematopoietic cell transplan-tation for light chain amyloidosis: A center for international blood and marrow transplant research study. J Clin Oncol, 2015, 33 (32): 3741-3749.

[6] GERTZ MA, LACY MQ, DISPENZIERI A, et al. Risk-adjusted manipulation of melphalan dose before stem cell transplantation in patients with amyloidosis is associated with a lower response rate. Bone Marrow Trans-plant, 2004, 34 (12): 1025-1031.

[7] PERFETTI V, SIENA S, PALLADINI G, et al. Long-term results of a risk-adapted approach to mel-phalan con-ditioning in autologous peripheral blood stem cell transplantation for primary (AL) amyloidosis. Haematologica, 2006, 91 (12): 1635-1643.

[8] VAXMAN I, GERTZ M. Recent Advances in the diagnosis, risk stratification, and management of sys-temic light-

chain amyloidosis. Acta Haematol, 2019, 141 (2): 93-106.

［9］ GERTZ MA. Treatment of immunoglobulin light chain amyloidosis: Mayo stratification of myeloma and risk-adapted therapy (mSMART) consensus statement. Mayo Clin Proc, 2015, 90 (8): 1054-1081.

［10］ AFROUGH A, SALIBA RM, HAMDI A, et al. Impact of induction therapy on the outcome of immu-noglobulin light chain amyloidosis after autologous hematopoietic stem cell transplantation. Biol Blood Marrow Transplant, 2018, 24 (11): 2197-2203.

［11］ ROUSSEL M, MERLINI G, CHEVRET S, et al. A prospective phase 2 trial of daratumumab in patients with previously treated systemic light-chain amyloidosis. Blood, 2020, 135 (18): 1531-1540.

［12］ LECUMBERRI R, KRSNIK I, ASKARI E, et al. Treatment with daratumumab in patients with relapsed/refractory AL amyloidosis: A multicentric retrospective study and review of the literature. Amyloid, 2020, 27 (3): 163-167.

11 华氏巨球蛋白血症

11.1 治疗前评估

	I 级推荐	II 级推荐	III 级推荐
病史采集和体格检查	病史（包括详细的既往病史和家族史，B 症状：盗汗、发热、体重减轻） 体格检查（特别是淋巴结和脾脏大小，有无外周神经病表现） 体能状态评估		
实验室检查	血常规＋手工分类，网织红细胞计数；尿液分析 免疫学检测：①免疫球蛋白定量：至少包括 IgM、IgA、IgG 水平；②血清蛋白电泳；③血免疫固定电泳；④ 24 小时尿蛋白定量；⑤ HBV、HCV、HIV 检测 血生化［肝功能、肾功能、电解质（血钙）、血 LDH、β_2 微球蛋白等］	直接抗人球蛋白实验（怀疑有溶血时必做）和冷凝集素检测	
影像学检查	颈、胸、全腹部 CT 检查		

治疗前评估（续）

	I级推荐	II级推荐	III级推荐
病理检查	淋巴结病理 + 免疫组化 + 流式细胞术分析 骨髓活检 + 涂片 + 免疫组化 + 流式细胞术分析		
基因及细胞遗传学	骨髓液或肿瘤组织进行 *MYD88* L265P 突变检测 遗传学异常（17p-/*TP53* 缺失，6q-/*MYB*）	NGS 检测，包括 *MYD88*、*CXCR4*、*TP53*、*ATM*、*ARID1A*、*TBL1XR1*、*TRRAP* 等	
其他检查	眼底检查、神经功能相关检查（怀疑外周神经病时可查抗 MAG 抗体和抗 GM1 抗体）		

11.2 诊断标准[1]

（1）血清中检测到单克隆性的 IgM（不论数量）。

（2）骨髓中浆细胞样或浆细胞分化的小淋巴细胞呈小梁间隙侵犯（不论数量）。

（3）免疫表型：CD19⁺，CD20⁺，sIgM⁺，CD5⁺/⁻，CD10⁻，CD22⁺，CD23⁻，CD25⁺，CD27⁺，FMC7⁺，通常 CD38 和 / 或 CD138⁺，而 CD103⁻。10%~20% 的患者可表达 CD5、CD10 或 CD23。

（4）除外其他已知类型的淋巴瘤。

（5）90%以上 WM 发生 *MYD88* L265P 突变，但 *MYD88* L265P 突变也可见于其他小 B 细胞淋巴瘤、弥漫性大 B 细胞淋巴瘤等。

注：LPL/WM 无特异的形态学、免疫表型及遗传学改变，故 LPL/WM 的诊断是一个排他性诊断，需要紧密结合临床表现及病理学等检查结果进行综合诊断。虽然通过骨髓检查可诊断 LPL/WM，但如有淋巴结肿大，仍建议尽可能获得淋巴结等其他组织标本进行病理学检查，除外其他类型淋巴瘤可能。

11.3　分期和预后

WM 的国际预后指数（ISSWM）是目前 WM 较公认的预后判断系统[2]，另外 *TP53* 缺失 / 突变是 WM 重要的不良预测因素[3-5]。

11.3.1　WM 国际预后评分系统

因素	数值
年龄 / 岁	>65
血红蛋白 / ($g \cdot L^{-1}$)	≤115
血小板计数 / ($\times 10^9 \cdot L^{-1}$)	≤100
β_2 微球蛋白 / ($mg \cdot L^{-1}$)	>3
血清 IgM 水平 / ($g \cdot dl^{-1}$)	>7

11.3.2 危险度与生存

危险度	分值	中位生存 / 个月
低危	0 或 1 分且年龄 ≤ 65 岁	142.5
中危	2 分或年龄>65 岁	98.6
高危	>2 分	43.5

11.3.3 修订的国际 WM 预后积分系统（rIPSSWM）

因素	分值 / 分
年龄 ≤ 65 岁	0
年龄 66~75 岁	1
年龄>75 岁	2
β_2 微球蛋白>4mg/L	1
LDH>250IU/L	1
血清白蛋白<35g/L	1

分期	分值/分	占比	3年WM相关性死亡率	5年OS	10年OS
极低危组	0	13%	0%	95%	84%
低危组	1	33.5%	10%	86%	59%
中危组	2	25.5%	14%	78%	37%
高危组	3	16%	38%	47%	19%
极高危组	4~5	12%	48%	36%	9%

11.4 治疗

11.4.1 治疗指征

　　无症状 WM 患者不需要治疗。WM 治疗指征：明显乏力、B 症状、症状性高黏滞血症；WM 相关的外周神经病变；淀粉样变；冷凝集素病；冷球蛋白血症；疾病相关的血细胞减少（Hb ≤ 100g/L、PLT < 100 × 10⁹/L）；髓外病变，特别是中枢神经系统病变（Bing-Neel 综合征）；症状性淋巴结肿大或器官肿大；巨大淋巴结（最大直径 ≥ 5cm）；或有证据表明疾病转化时。单纯血清 IgM 水平升高不是本病的治疗指征。若血细胞减少考虑是自身免疫性因素所致，首选糖皮质激素治疗，若糖皮质激素治疗无效，则针对原发病治疗。

11.4.2　一线治疗选择

　　对于有治疗指征患者，首先推荐纳入设计良好临床试验研究。伴有症状性高黏滞血症、冷球蛋白血症的患者，建议先行血浆置换 2~3 次，后续以化疗，并避免直接应用利妥昔单抗（R）化疗。方案推荐如下。

Ⅰ级推荐	Ⅱ级推荐
① BR：苯达莫司汀 + 利妥昔单抗（R）[2]	苯达莫司汀
② BDR：硼替佐米 + 地塞米松 +R[3-4]	硼替佐米 ±R
③ 伊布替尼单药或伊布替尼 +R[5-6]	硼替佐米 + 地塞米松
④ RCD：R+ 环磷酰胺 + 地塞米松[7]	卡非佐米 +R+ 地塞米松
⑤ 泽布替尼单药	克拉屈滨 ±R
	苯丁酸氮芥 ±R
	氟达拉滨 ±R
	FCR：氟达拉滨 + 环磷酰胺 +R
	IRD：伊沙佐米 +R+ 地塞米松
	RCP：R+ 环磷酰胺 + 泼尼松
	R 单药

11.5 疗效标准

WM 的疗效判断标准参照第六届国际 WM 工作组的推荐[21]。

华氏巨球蛋白血症（WM）疗效评价标准[22]

疗效分组	判断标准
完全缓解（CR）	免疫固定电泳阴性并再次确认，IgM 定量在正常范围；无骨髓侵犯；原有的髓外病灶消失，如肿大的淋巴结或脾；WM 相关的临床症状及体征消失
非常好的部分缓解（VGPR）	血清蛋白电泳示 M 蛋白下降 ≥ 90%；原有的髓外病灶缩小，如肿大的淋巴结或脾；无新的疾病活动的症状或体征
部分缓解（PR）	血清蛋白电泳示 M 蛋白下降 50%~90%；原有髓外病灶缩小，如肿大的淋巴结或脾；无新的疾病活动的症状或体征
微小反应（MR）	血清蛋白电泳示 M 蛋白下降 ≥ 25% 但 <50%；无新的疾病活动的症状或体征
疾病稳定（SD）	血清蛋白电泳示 M 蛋白增加或减少 <25%；淋巴结肿大、脏器肿大、WM 相关的贫血、临床症状及体征无进展
疾病进展（PD）	血清蛋白电泳示 M 蛋白增加 ≥ 25% 并需再次证实；或者由疾病本身导致的临床表现（如贫血、血小板减少、白细胞减少、淋巴结或脏器肿大等）或体征（如盗汗、不能解释的反复体温 ≥ 38.4℃、体重减轻 ≥ 10%、高黏滞血症、神经病变、症状性冷球蛋白血症、淀粉样变性等）加重

参考文献

［1］OWEN RG, TREON SP, AL-KATIB A, et al. Clinicopathological definition of Waldenstrom's mac-roglobulinemia: Consensus panel recommendations from the Second International Workshop on Waldenstrom's Macroglobulinemia. Semin Oncol, 2003, 30 (2): 110-115.

［2］MOREL P, DUHAMEL A, GOBBI P, et al. International prognostic scoring system for Waldenstrom macroglobulinemia. Blood, 2009, 113 (18): 4163-4170.

［3］POULAIN S, ROUMIER C, BERTRAND E, et al. TP53 mutation and its prognostic significance in Waldenstrom's Macroglobulinemia. Clin Cancer Res, 2017, 23 (20): 6325-6335.

［4］YI S, LI Z, ZOU D, et al. Del17p does not always significantly influence the survival of B-cell chronic lymphoprolif-erative disorders. Oncotarget, 2018, 9 (3): 3353-3364.

［5］NGUYEN-KHAC F, LAMBERT J, CHAPIRO E, et al. Chromosomal aberrations and their prognostic value in a series of 174 untreated patients with Waldenstrom's macroglobulinemia. Haematologica, 2013,(4): 649-654.

［6］RUMMEL MJ, NIEDERLE N, MASCHMEYER G, et al. Bendamustine plus rituximab versus CHOP plus ritux-imab as first-line treatment for patients with indolent and mantle-cell lymphomas: An open-label, multicentre, ran-domised, phase 3 non-inferiority trial. Lancet, 2013, 381 (9873): 1203-1210.

［7］TREON SP, IOAKIMIDIS L, SOUMERAI JD, et al. Primary therapy of Waldenstrom macroglobu-linemia with bort-ezomib, dexamethasone, and rituximab: WMCTG clinical trial 05-180. J Clin Oncol, 2009, 27 (23): 3830-3835.

［8］DIMOPOULOS MA, GARCIA-SANZ R, GAVRIATOPOULOU M, et al. Primary therapy of Waldenstrom macro-globulinemia (WM) with weekly bortezomib, low-dose dexametha-sone, and rituximab (BDR): Long-term results of a phase 2 study of the European Myeloma Network (EMN). Blood, 2013, 122 (19): 3276-3282.

[9] TREON SP, TRIPSAS CK, MEID K, et al. Ibrutinib in previously treated Waldenstrom's macroglobulinemia. N Engl J Med, 2015, 372 (15): 1430-1440.

[10] TREON SP, GUSTINE J, MEID K, et al. Ibrutinib monotherapy in symptomatic, treatment-naive patients with Waldenstrom macroglobulinemia. J Clin Oncol, 2018, 36 (27): 2755-2761.

[11] DIMOPOULOS MA, TROTMAN J, TEDESCHI A, et al. Ibrutinib for patients with rituximab-refractory Waldenstrom's macroglobulinaemia (iNNOVATE): An open-label substudy of an interna-tional, multicentre, phase 3 trial. Lancet Oncol, 2017, 18 (2): 241-250.

[12] DIMOPOULOS MA, TEDESCHI A, TROTMAN J, et al. Phase 3 trial of ibrutinib plus rituximab in Waldenstrom's macroglobulinemia. N Engl J Med, 2018, 378 (25): 2399-2410.

[13] TROTMAN J, OPAT S, GOTTLIEB D, et al. Zanubrutinib for the treatment of patients with Waldenstrom's macro-globulinemia: 3 years of follow-up. Blood, 2020, 136 (18): 2027-2037.

[14] DIMOPOULOS MA, ANAGNOSTOPOULOS A, KYRTSONIS MC, et al. Primary treatment of Waldenstrom mac-roglobulinemia with dexamethasone, rituximab, and cyclophosphamide. J Clin Oncol, 2007, 25 (22): 3344-3349.

[15] KASTRITIS E, GAVRIATOPOULOU M, KYRTSONIS MC, et al. Dexamethasone, rituximab, and cyclophos-phamide as primary treatment of Waldenstrom macroglobulinemia: Final analysis of a phase 2 study. Blood, 2015, 126 (11): 1392-1394.

[16] GHOBRIAL IM, XIE W, PADMANABHAN S, et al. Phase II trial of weekly bortezomib in combination with ritux-imab in untreated patients with Waldenstrom macroglobulinemia. Am J Hematol, 2010, 85 (9): 670-674.

[17] CASTILLO JJ, MEID K, GUSTINE JN, et al. Prospective clinical trial of ixazomib, dexa-methasone, and rituximab as primary therapy in Waldenstrom macroglobulinemia. Clin Cancer Res, 2018, 24 (14): 3247-3252.

[18] TREON SP, TRIPSAS CK, MEID K, et al. Carfilzomib, rituximab, and dexamethasone (CaRD) treat-ment offers a

neuropathy-sparing approach for treating Waldenstrom's macroglobulinemia. Blood, 2014, 124 (4): 503-510.

[19] TREON SP, SOUMERAI JD, BRANAGAN AR, et al. Thalidomide and rituximab in Waldenstrom macroglobulin-emia. Blood, 2008, 112 (12): 4452-4457.

[20] LASZLO D, ANDREOLA G, RIGACCI L, et al. Rituximab and subcutaneous 2-chloro-2'-deoxyadenosine combi-nation treatment for patients with Waldenstrom macroglobulinemia: Clinical and biologic results of a phase II mul-ticenter study. J Clin Oncol, 2010, 28 (13): 2233-2238.

[21] TREON SP, GERTZ MA, DIMOPOULOS M, et al. Update on treatment recommendations from the Third Interna-tional Workshop on Waldenstrom's macroglobulinemia. Blood, 2006, 107 (9): 3442-3446.

[22] DIMOPOULOS MA, KASTRITIS E, OWEN RG, et al. Treatment recommendations for patients with Waldenstrom macroglobulinemia (WM) and related disorders: IWWM-7 consensus. Blood, 2014, 124 (9): 1404-1411.

12 骨髓增生异常综合征

12.1 治疗前评估

	Ⅰ级推荐	Ⅱ级推荐	Ⅲ级推荐
病史询问	病史：三系血细胞减少[1]相应症状及体征；化疗/放射线、化学毒物接触史；MDS/AML家族史，其他慢性病史；输血史记录（建议监测红细胞输注数量） 体格检查：肝、脾、淋巴结		
实验室检查	外周血细胞计数，网织红细胞计数，外周血涂片细胞形态学分析，瑞-吉（Wright-Giemsa）染色 血清促红细胞生成素、血清叶酸、维生素 B_{12}、血清铁、总铁结合力（TIBC）、血清铁蛋白水平测定、促甲状腺激素（TSH）、乳酸脱氢酶（LDH）	考虑对胃肠吸收不良、严重营养不良、胃旁路手术、补锌治疗中的患者进行铜缺乏评估 如临床有提示则进行人类免疫缺陷病毒（HIV）检测 对需要慢性红细胞输注的患者，应定期检测相关的器官功能障碍（心脏、肝脏和胰腺）的实验室指标	对巨细胞病毒（CMV）阴性的移植候选患者的血制品进行CMV检测或去白细胞处理

治疗前评估（续）

	Ⅰ级推荐	Ⅱ级推荐	Ⅲ级推荐
影像学检查		对需要慢性红细胞输注的患者，应定期检测 T_2*WI 磁共振成像（MRI），心、肝和胰腺脏器铁含量的定量评估	
骨髓形态学检查	骨髓穿刺涂片，包括瑞-吉（Wright-Giemsa）染色、普鲁士蓝（Perls′）染色（铁染色）[a] 骨髓活检，包括苏木精-伊红（H&E）和 Gomori 银浸渍染色 [b]	骨髓穿刺涂片有核红细胞糖原（PAS）、中性粒细胞碱性磷酸酶（AKP）等细胞化学染色，CD42b 巨核细胞免疫细胞化学染色 骨髓活检切片标准常规染色包括有核红细胞糖原 （PAS）染色和氯乙酸 AS-D 萘酚酯酶染色（CAE）和普鲁士蓝（铁染色）染色等细胞化学染色；CD34、CD117/Kit、CD42b 等免疫组织化学染色	

	Ⅰ级推荐	Ⅱ级推荐	Ⅲ级推荐
免疫学检查	骨髓细胞流式细胞术（FCM）免疫表型分析[c]	FCM 评估大颗粒淋巴细胞白血病（LGLL）[d]及阵发性睡眠性血红蛋白尿（PNH）克隆	
细胞遗传学检查	G 带或 R 带染色体核型分析	MDS 相关的荧光原位杂交（FISH）[e]	染色体微阵列（CMA）[f]
分子学检查	MDS 相关基因体细胞突变的检测[g]对造血干细胞移植候选患者考虑人类白细胞表面抗原（HLA）配型[h]	考虑对可遗传的血液恶性肿瘤倾向的部分患者尤其是年轻患者（<50 岁）建议进行附加的分子和遗传学检测[i]考虑慢性粒单核细胞白血病（CMML）评估 5q31-33 易位和 / 或 PDGFRβ 基因重排	

【注释】

a 具有代表性、准备适当和染色良好的 BM 和 PB 涂片的形态学评估仍是怀疑 MDS 的基本诊断方法，在 BM 涂片中应至少计数 500 个有核细胞。

b 即使在制备良好的 BM 涂片中，巨核细胞的数量仍可能太低而无法确定发育不良细胞的百分比，因此，巨核细胞发育不良通常在 BM 活检切片中被定义。此外，包括骨髓纤维化、低增生 MDS 或伴随肥大细胞增多及排除其他疾病如胶质转化、感染、转移性骨髓肿瘤，均需考虑 BM 活检切片进行彻底调查。

c 不能用流式细胞术获得的 CD34+ 细胞百分比替代形态学（骨髓穿刺涂片）评估骨髓原始细胞百分比用于 MDS 的分型诊断，流式细胞分析对疑难病例是有价值的辅助诊断技术。

d 如外周血发现 LGL 细胞，需进行骨髓或外周血 FCM 检测和 T 细胞受体（TCR）基因重排检测，*STAT3* 突变常能 NK-LGLL 发现[2]。
通过荧光标记的嗜水气单胞菌溶素变异体（FLAER）方法和至少检测一种 GPI 锚蛋白方法用 FCM 分析外周血粒细胞和单核细胞评估是否存在 PNH 克隆[3]。

e 如果因各种原因不能获得标准的细胞遗传学结果（≥ 20 个分裂象），需进行染色体微阵列分析 [（CMA），也称染色体基因组阵列测试（CGAT）] 或 MDS 相关的荧光原位杂交（FISH）探针组合作为补充，FISH 分析至少应涵盖以下区域：5q31、cep7、7q31、20q、cep8、cepY 和 p53。

f 如果核型分析正常，可考虑进行染色体微阵列分析筛查拷贝数变异（CNV），如染色体微小缺失、重复，但注意对检测平衡易位、倒位等非整倍体异位有局限性。

g 骨髓或外周血细胞进行 MDS 相关基因的检测，推荐包括的相关基因见下表，这些基因突变可以确立存在克隆性造血，从而有助于除外未达形态学诊断标准的良性原因所导致血细胞减少，但是未达临床诊断标准 MDS 诊断不能仅依靠基因检测确立。

h 供体需对 HLA-A、-B、-C、-DR、-DQ 进行高分辨率等位基因配型。所有同胞供者要优先于无关供者进行 HLA 配型评估。

i 可遗传的血液恶性肿瘤倾向综合征（如 GATA2 缺陷综合征、Shwachman-Diamond 综合征、端粒生物疾病等）的一些患者会出现 MDS 或非 MDS 的血细胞减少，通过相应功能学实验室和先天性（胚系）突变检测有助于这些综合征的诊断。年龄<40 岁的怀疑为环状铁粒幼红细胞贫血（MDS-RS）患者需考虑与先天性环状铁幼粒细胞性贫血（CSA）相鉴别。

MDS 发育异常的形态学各标准细化

标准类型	红系	粒 - 单核系	巨核系
FAB	**骨髓：** 红系比例过多（>60%）或过少（<15%）；多核红细胞、奇数核、核碎裂、核凹陷及核分叶过多；核浆发育不平衡，巨幼样变；成熟红细胞大小、染色不均，有点彩和多嗜性；RARS 环状铁幼粒细胞≥15% **外周血：** 可出现有核红细胞、巨大红细胞	**骨髓：** 原幼细胞比例增高；核分叶过多或过少，可见 Pelger-Huet 样畸形；核质发育不平衡；粒系细胞颗粒过多或过少 **外周血：** 出现幼稚粒细胞及与骨髓中同样异常改变	**骨髓：** 小巨核细胞、大单圆核巨核细胞，多核巨核细胞；胞质中颗粒加大或形状异常 **外周血：** 小巨核细胞、巨大血小板

MDS 发育异常的形态学各标准细化（续）

标准类型	红系	粒 - 单核系	巨核系
WHO*	**核异常：** 核出芽、核间桥、核碎裂、多核红细胞、巨幼样变 **胞质：** 环状铁幼粒细胞、空泡、PAS 阳性	胞体过小或异常增大，假性 Pelger-Huet 样畸形，核分叶过多，胞质颗粒过少或无颗粒，假性 Chediak-Higashi 颗粒，杜勒小体，Auer 小体	微巨核细胞、低分叶巨核细胞（无论细胞大小）、多核巨核细胞
MDS 形态学工作组 *#	多核、不对称核、核间桥及环状铁粒幼细胞	假性 Pelger-Huet 异常及无颗粒的中性粒细胞	小巨核、单圆核、双圆核及多圆核巨核细胞

注：*. 所有病例均需做血涂片检查，报告粒细胞的形态学特征，如假性 Pelger-Huet 表现、少颗粒的中性粒细胞或其他，并做分类计数；#. 与 MDS 高度相关的形态学改变。

骨髓组织学和免疫组织化学（IHC）在 MDS 应用推荐

指导 - 鉴别诊断	重要（IHC）标记
诊断低增生 MDS	细胞成分、CD34
诊断 MDS-U	无
当涂片制片质量差或血液稀释用于鉴别 AML	CD34（CD117/KIT）[a]
鉴别低增生性 AML	CD34（CD117/KIT）[a]、细胞成分
鉴别再生障碍性贫血	细胞成分、CD34
鉴别淋巴增殖性疾病	T、B 细胞标记
诊断伴随或原发的肥大细胞增多	KIT、类胰蛋白酶
祖细胞多灶性聚集	CD34
祖细胞异常分布 / 定位[b]	CD34（CD117/KITa）
巨核细胞异常聚集和形态学（发育异常）[c]	CD42b、CD61、CD31
证明骨髓纤维化	Gomori 银浸染色
证明血管生成增加	CD31、CD34

【注释】

a IHC 证实 CD34$^+$ 细胞的增加可助于 MDS 中祖细胞（原始细胞）细胞组成的定量监测。但如果 BM 原始细胞缺乏 CD34 的表达，CD117/KIT 作为不成熟前体细胞可视化和计数的替代染色。

b 先前使用的"不成熟前体细胞异常定位（ALIP）"定义已过时不应再使用。

c 在许多 MDS 患者中，只有通过对 BM 的组织学和 IHC 调查，才能证明巨核细胞发育不良。注意未成熟巨核细胞（原巨核细胞）只能通过 IHC 检测。

流式细胞仪检测 MDS 的重现性免疫表型异常

CD34$^+$ 祖细胞

CD34$^+$ 细胞增加

CD34$^+$/CD10$^+$ 或 CD34$^+$/CD19$^+$ 细胞绝对和相对数（较所有 CD34$^+$ 细胞）增加

异常表达 CD45，CD34 或 CD117

异常颗粒度（侧向散射）

过表达或缺失表达 CD13、CD33 或 HLA-DR

表达"淋系"抗原：CD5、CD7、CD19 或 CD56

表达 CD11b 和 / 或过表达 CD15

流式细胞仪检测 MDS 的重现性免疫表型异常（续）

成熟中性粒细胞

颗粒减少（侧向散射）

未成熟和成熟细胞亚群异常分布

缺乏或异常表达 CD11b、CD13 或 CD33

延迟表达 CD16 或缺乏 CD10

表达 CD56

单核细胞

缺失或异常表达 CD13、CD14、CD16 或 CD33

异常表达 CD11b 或 HLA-DR

过表达 CD56

异常颗粒或未成熟和成熟细胞亚群分布

红系前体细胞

减少或异质表达 CD36 和 CD71

红系前体细胞 CD117$^+$ 异常频次

红系前体细胞 CD105$^+$ 异常频次

CD105$^+$ 异常荧光强度

MDS 中染色体异常及其比例

异常	MDS	t-MDS
非平衡性		
+8*	10%	
−7/7q−	10%	50%
−5/5q−	10%	40%
20q−*	5%~8%	
−Y*	5%	
Inv（17q）/t（17p）	3%~5%	
−13/13q−	3%	
11q−	3%	
12p−/t（12p）	3%	
9q−	1%~2%	
Idic（X）（q13）	1%~2%	

MDS 中染色体异常及其比例（续）

异常	MDS	t-MDS
平衡性		
t（11；16）（q23；p13.3）		3%
t（3；21）（q26.2；q22.1）	1%	2%
t（1；3）（p36.3；q21.2）	1%	
t（2；11）（p21；q23）	1%	
inv（3）（q21；q26.2）	1%	
t（6；9）（p23；q34）		

注：*.形态学未达到标准，只伴有以上细胞遗传学异常不能作为诊断 MDS 的确切证据，如果同时伴有持续性血细胞减少，只能考虑拟诊 MDS。

MDS 中常见的基因突变类型 a[4]

突变基因 b	典型 MDS 相关体细胞突变类型及定位举例 c	总体发生率	临床意义
TET2	无义突变、移码突变或剪接位点突变错义突变：密码子 1134-1444 或 1842-1921 任一位点	20%~25%	与正常核型相关；CMML 中更常见（40%~60%）；CHIP 和 CCUS 中常见

MDS 中常见的基因突变类型（续）

突变基因 [b]	典型 MDS 相关体细胞突变类型及定位举例 [c]	总体发生率	临床意义
DNMT3A	无义突变、移码突变或剪接位点突变错义突变：密码子 G543、R635、A741、R736、H739、S770、M880、R882、W893、P904、A910	12%~18%	AML 中更常见，尤其是 R882；CHIP 和 CCUS 中常见
ASXL1	无义或移码突变	15%~25%	MDS 和 CMML 中与预后不良独立相关；CMML 中更常见（40%~50%）；CHIP 和 CCUS 中常见
EZH2	无义或移码突变	5%~10%	MDS 和 MDS/MPN 中与预后不良独立相关；CMML 中更常见（12%）
SF3B1	错义突变：E622、Y623、R625、N626、H662、T663、K666、K700E、I704、G740、G742、D781	20%~30%	与环形铁粒幼红细胞强相关、在 MDS-RS 中更常见（80%）；与预后良好独立相关
SRSF2	错义突变或码内缺失：累及密码子 P95	10%~15%	CMML 中更常见（40%）、与预后不良相关

骨髓增生异常综合征

MDS 中常见的基因突变类型（续）

突变基因	典型 MDS 相关体细胞突变类型及定位举例	总体发生率	临床意义
U2AF1	错义突变：S34、Q157	8%~12%	与预后不良相关
ZRSR2	无义或移码突变	5%~10%	与预后不良相关
RUNX1 [d]	无义或移码突变	10%~15%	MDS 中与预后不良独立相关
TP53 [d]	无义突变、移码突变或剪接位点突变错义突变：除外 P47S 和 P72R 的任一密码子	8%~12%	MDS 中与预后不良独立相关；更常见于伴复杂核型（50%）和 del（5q）（15%~20%）；可预测来那度胺耐药或复发
STAG2	无义突变、移码突变或剪接位点突变	5%~10%	与预后不良相关
NRAS [d]	错义突变：G12、G13、Q61	5%~10%	与预后不良相关，尤其是在较低危组 MDS；CMML 和 JMML 中更常见（15%）
CBL [d]	错义突变：密码子 366-420 任一位点	<5%	CMML 和 JMML 中更常见（分别为 10%~20% 和 15%）

突变基因	典型 MDS 相关体细胞突变类型及定位举例	总体发生率	临床意义
NF1 [d]	无义突变、移码突变或剪接位点突变	<5%	CMML 和 JMML 中更常见（分别为 5%~10% 和 30%）、且常为胚系变异
JAK2	错义突变：V617F	<5%	MDS/MPN-RS-T 中更常见（50%），可与 SF3B1 突变同时发生
CALR	移码突变：密码子 352 后	<5%	MDS/MPN-RS-T 中可见，可与 SF3B1 突变同时发生
MPL	错义突变：W515L/K	<5%	MDS/MPN-RS-T 中可见，可与 SF3B1 突变同时发生
ETV6 [d]	无义突变、移码突变	<5%	与预后不良独立相关
GATA2 [d]	无义突变、移码突变或剪接位点突变错义突变：密码子 349-398		与预后不良独立相关
DDX41 [d]	无义突变、移码突变或剪接位点突变错义突变：密码子 R525H		可发生先天性（胚系）突变
IDH1	错义突变：R132	<5%	AML 中更常见

骨髓增生异常综合征

MDS 中常见的基因突变类型（续）

突变基因	典型 MDS 相关体细胞突变类型及定位举例	总体发生率	临床意义
IDH2	错义突变：R140Q、R172	<5%	AML 中更常见；与预后不良相关
SETBP1	错义突变：E858、T864、I865、D868、S869、G870	<5%	与疾病进展相关；aCML、CMML 和 JMML 中更常见（分别为 24%、5%~10% 和 7%）
PHF6	无义突变、移码突变或剪接位点突变	<5%	原始细胞增多患者更常见，但与生存无关
BCOR	无义突变、移码突变或剪接位点突变	<5%	与预后不良相关；CMML 中更常见（5%~10%）
FLT3	内部串联重复（ITD）错义突变：密码子 D835		与预后不良相关
WT1	无义突变、移码突变或剪接位点突变		与预后不良相关
NPM1	移码突变：W288fs*12		与预后不良相关
STAT3	错义突变：密码子 584-674 任一位点	<5%	见于 MDS 相关的大颗粒淋巴细胞白血病（LGLL）；与免疫性骨髓衰竭相关

骨髓增生异常综合征

MDS 中常见的基因突变类型（续）

突变基因	典型 MDS 相关体细胞突变类型及定位举例	总体发生率	临床意义
PPM1D	无义突变或移码突变	约 5%	与治疗相关 MDS 相关，但独立于 TP53 突变与预后不良并无相关；CHIP 和 CCUS 中常见
UBA1	无义突变：外显子 3 M41T、M41V、M41L	约 5%	VEXAS综合征（空泡、E1 酶、X-连锁、自身炎症、体细胞）与全身性自身炎症和血液病相关，主要是 MDS。

【注释】

    附录列举了可能是体细胞（即获得性、非先天性）突变且与疾病相关、能作为推定 MDS 证据的基因突变。这些基因附录中未列举的其他突变类型也可发生于 MDS，其中某些突变可能发生于衰老的背景下，不能单独据此建立 MDS 诊断，也不能因缺乏这些基因的突变而排出正确的临床背景下诊断的 MDS。

a 表中所列基因突变如在肿瘤标本中检出可能为体细胞性，同时需要在非血液组织中证实为阴性，才能明确其为获得性。在人群中常见的已知基因多态性应该被排除在 DNA 测序结果之外，因为它们可能是胚系变异，而不是克隆造血的证据。

骨髓增生异常综合征

b 多个 MDS 相关基因（如 *TET2*、*DNMT3A* 和 *TP53*）的体细胞突变也可发生于非疾病状态，没有 MDS 特异诊断意义的基因突变。多个基因突变可发生于非 MDS 的肿瘤，包括淋巴系肿瘤如 CLL 和 ALL。当 MDS 诊断标准尚未达到时，突变不能用作 MDS 的推定证据。

c 突变类型定义：①无义突变，突变使氨基酸密码子变为提前出现的终止密码子；②移码突变，DNA 碱基序列插入或缺失使氨基酸阅读框发生改变；③错义突变，突变使一个氨基酸密码子变为另一个［如 K700E 为 700 位密码子编码的赖氨酸（K）突变为谷氨酸（E）］；如果表中没有为密码子指定新的氨基酸，那么它可能突变为几种可能的氨基酸之一［例如，R882 表明在 882 位置的精氨酸（R）可以发生不止一种方式的突变］；剪接位点突变使外显子前或后紧邻的第一个或第二个碱基发生改变。

d 这些基因可发生先天性（胚系）突变并引起血液相关表型；MDS 中常需要对非造血组织进行 DNA 测序，以区分先天性突变和体细胞突变。

12.2 诊断

12.2.1 MDS 的最低诊断标准

参照 MDS 国际工作组 2016 年修订的维也纳 MDS 最低诊断标准[5-6]。

2016 年修订的维也纳 MDS 最低诊断标准 [a]

1. 必要条件（两项均需符合）

（1）持续（≥4 个月）外周血一系或多系血细胞减少 [b] 包括红细胞、中性粒细胞和血小板减少；但如存在原始细胞增多或存在 MDS 相关细胞遗传学异常，不需等待即可诊断 MDS

（2）排除作为主要原因导致血细胞减少或发育异常的其他造血及非造血系统疾患 [c]

2. MDS 相关标准（主要标准，必须至少符合 1 项）

（1）骨髓涂片中以下至少任一系发育异常细胞占该系所有细胞比例 ≥10%：红细胞系、粒细胞系、巨核细胞系 [d]

（2）环状铁粒幼红细胞（RS）（铁染色）≥15% 或 SF3B1 突变阳性时 RS 占比 ≥5%

（3）原始细胞：骨髓涂片中 5%~19% 或外周血涂片中 2%~19%（无急性白血病特异基因重排存在）

（4）典型染色体核型异常（常规核型分析或 FISH）[e]

3. 辅助标准（用于符合 1 而不符合 2 标准，但表现其他方面的典型临床特征的患者，如输血依赖的大细胞性贫血；至少符合 2 项时考虑暂定诊断 MDS）

（1）骨髓活检和/或免疫组化存在支持 MDS 的异常发现 [f]

（2）流式细胞术检出骨髓细胞免疫表型异常，具有多个 MDS 相关的表型异常，提示红系和/或髓系存在单克隆细胞群

（3）分子（测序）研究发现 MDS 相关基因突变，提示存在克隆性髓系细胞

骨髓增生异常综合征

235

【注释】

a 当满足必要条件和至少一项主要标准时，可以确定 MDS 的诊断。如果没有达到主要标准，但仍可能是髓系克隆性疾病患者，应用辅助标准可有助于诊断，患者可能为 MDS 样髓系肿瘤或将会发展为 MDS。需要通过在随访期间反复复查骨髓最终得出 MDS 的诊断。

b 血细胞减少定义为低于基于不同年龄、性别、种族和海拔标准设置的本地实验室参考值。

c 在罕见的情况下，存在可能同时导致血细胞减少的共患病，MDS 也可能被诊断。

d 如幼稚前体细胞异常定位（ALIP）成簇分布、CD34⁺ 原始细胞成簇分布、免疫组化发现发育异常的微小巨核细胞（≥ 10% 发育异常巨核细胞）。

e 典型的染色体异常是指重现的和通常在 MDS 患者中发现（例如 5q-，–7），即使在没有形态学标准的情况下，WHO 也将其视为 MDS。

f 检测到的多个在 MDS 中出现的突变（如 SF3B1）增加罹患 MDS 或发展为 MDS 的可能性。

12.2.2　可能发展为 MDS 的前驱疾病（pre-MDS）

　　MDS 诊断的确立需要鉴别和除外下列因不满足 MDS 最低诊断标准而衍生的包括意义未明的特发性血细胞减少（ICUS）、意义未明的特发性发育异常（IDUS）、潜质未定的克隆性造血（CHIP）及意义不明的克隆性细胞减少症（CCUS）在内的可能发展为 MDS 的前驱疾病（pre-MDS）。其临床特征及鉴别标准如下。

特征、诊断	ICUS	IDUS	CHIP	CCUS	低风险 MDS	高风险 MDS	sAML/AML-MRC
发育异常 [a]	−	+	−	−	+	+	+
血细胞减少 [b]	+	−	−	+	+	+	+
骨髓原始细胞	<5%	<5%	<5%	<5%	<5%	<20%	≥20%
流式异常	+/−	+/−	+/−	+/−	++	+++	+++
细胞遗传学异常	−	−	+/−		+	++	++
分子学异常 [c]	−	−	+	+	++	+++	+++
单克隆 VAF	−	−	≤ 9%	10%~50%	30%~50%	40%~50%	40%~50%

注：sAML. 继发性急性髓系白血病；AML-MRC. 骨髓增生异常相关改变的 AML；VAF. 等位基因突变率。

【注释】

a 在给定的谱系（红系、中性粒细胞或巨核细胞系）中，至少 10% 的细胞发育不良。

b 持续细胞减少至少 4 个月。

c 分子异常由 MDS 相关突变和等位基因突变率（VAF）≥ 2% 来定义。pre-MDS 的定义为 VAF ≥ 2% 的等位基因负荷，而 MDS 的辅助标准最小等位基因负荷应该更高（如 VAF ≥ 10%）。要注意

骨髓增生异常综合征

高等位基因负荷并不排除 CHIP 或 CCUS 的存在。在大多数 MDS 患者中，通常可发现多个基因突变。当 MDS 的几个辅助标准存在时，可以在没有发育不良的诊断条件下建立 MDS 的诊断。

12.3 分期和分组

12.3.1 MDS 的 1982 年法美英协作组（FAB）分型[7-8]

FAB 类型	骨髓原始细胞 /%	外周血原始细胞 /%	Auer 小体	单核细胞绝对值 >1×10⁹/L	骨髓环形铁粒幼红细胞>15%
RA	<5	<1	−	−	−
RARS	<5	<1	−	−	+
RAEB	5~20	<5	−	−	−/+
RAEB-t	21~30	或 ≥5	或 +	−/+	−/+
CMML	≤20	<5	−	+	−/+

12.3.2 世界卫生组织（WHO）2016 修订分型[9]

WHO 类型	发育不良系列	血细胞减少系列	骨髓红系中 RS 比例	PB 及 BM 原始细胞比例	细胞遗传学
MDS-SLD	1 系	1~2 系	<15%/<5%*	BM<5%，PB<1%，无 Auer 小体	除外满足 MDS 伴有单纯 5q- 分型标准的任何细胞遗传学异常
MDS-MLD	2 或 3 系	1~3 系	<15%/<5%*	BM<5%，PB<1%，无 Auer 小体	除外满足 MDS 伴有单纯 5q- 分型标准的任何细胞遗传学异常
MDS-RS					
MDS-RS-SLD	1 系	1~2 系	≥15%/≥5%*	BM<5%，PB<1%，无 Auer 小体	除外满足 MDS 伴有单纯 5q- 分型标准的任何细胞遗传学异常
MDS-RS-MLD	2 或 3 系	1~3 系	≥15%/≥5%*	BM<5%，PB<1%，无 Auer 小体	除外满足 MDS 伴有单纯 5q- 分型标准的任何细胞遗传学异常

骨髓增生异常综合征

世界卫生组织（WHO）2016 修订分型（续）

WHO 类型	发育不良系列	血细胞减少系列	骨髓红系中 RS 比例	PB 及 BM 原始细胞比例	细胞遗传学
MDS 伴有单纯 5q–	1~3 系	1~2 系	任何比例	BM<5%，PB<1%，无 Auer 小体	del（5q）±1 项其他染色体异常［除外 -7 及 del（7q）］
MDS-EB					
MDS-EB-1	0~3 系	1~3 系	任何比例	BM 5%~9% 或 PB 2%~4% 无 Auer 小体	任意细胞遗传学
MDS-EB-2	0~3 系	1~3 系	任何比例	BM 10%~19% 或 PB 5%~19% 或 Auer 小体	任意细胞遗传学
MDS-U					
PB 1% 原始细胞	1~3 系	1~3 系	任何比例	BM<5%，PB = 1%# 无 Auer 小体	任意细胞遗传学
单系病态造血及全血细胞减少	1 系	3 系	任何比例	BM<5%，PB<1%，无 Auer 小体	任意细胞遗传学

世界卫生组织（WHO）2016修订分型（续）

WHO 类型	发育不良系列	血细胞减少系列	骨髓红系中RS 比例	PB 及 BM 原始细胞比例	细胞遗传学
基于典型细胞遗传学异常	0	1~3 系	<15%**	BM<5%，PB<1%，无 Auer 小体	MDS 相关的细胞遗传学异常
RCC	1~3 系	1~3 系	无	BM<5%，PB<2%	任意细胞遗传学

注：PB. 外周血；BM. 骨髓；RS. 环状铁粒幼红细胞；MDS-SLD. MDS 伴单系发育异常；MDS-MLD. MDS 伴多系发育异常；MDS-EB. MDS 伴原始细胞增多；MDS-U. MDS 未分型；RCC. 儿童难治性血细胞减少症。*. 若存在 SF3B1 突变；#. 2 次以上的外周血涂片检查见 1% 原始细胞；**. 环状铁粒幼红细胞≥15% 且有显著红系发育异常者应归于 MDS-RS-SLD。

【注释】

外周血细胞减少定义为血红蛋白<100g/L，血小板计数<100×10^9/L，中性粒细胞计数<1.8×10^9/L；少数情况下，MDS 可以是高于上述数值的轻度贫血或血小板减少。外周血单核细胞必须<1.0×10^9/L。

12.3.3　WHO 2022 修订分型[10]

	原始细胞	细胞遗传学	突变
MDS，遗传学定义			
低原始细胞和 5q 缺失 MDS（MDS–5q）	BM<5% 和 PB<2%	单独 5q 缺失，或合并除 –7 或 7q 缺失外的其他 1 个异常	–
低原始细胞和 SF3B1 突变 MDS[a]（MDS-SF3B1）	BM<5% 和 PB<2%	没有 5q 缺失，7 号单体，或复杂核型	SF3B1
双等位基因 *TP53* 失活 MDS（MDS-biTP53）	BM 和 PB<20%	通常为复杂核型	两个或两个以上的 *TP53* 突变，或1个有 *TP53* 拷贝数丢失或 cnLOH 证据的突变
MDS，形态学定义			
MDS 低原始细胞型（MDS-LB）	BM<5% 和 PB<2%	–	–

	原始细胞	细胞遗传学	突变
MDS 低增生型 [b] （MDS-h）	BM<5% 和 PB<2%	–	–
原始细胞增多 MDS （MDS-IB）			
MDS 原始细胞增多 1 型 （MDS-IB1）	BM5%~9% 和 PB2%~4%	–	–
MDS 原始细胞增多 2 型 （MDS-IB2）	BM10%~19% 和 PB5%~19% 或 Auer 小体	–	–
MDS 骨髓纤维化 （MDS-f）	BM5%~19% 和 PB2%~19%	–	–

注：PB. 外周血；BM. 骨髓；cnLOH. 拷贝中性杂合性缺失。

a. 检测到 ≥ 15% 的环状铁粒幼红细胞可以替代 SF3B1 突变。可接受相关术语：低原始细胞和环状铁粒幼红细胞的 MDS

b. 根据定义 ≤ 25% 的骨髓细胞数（经年龄调整）。

骨髓增生异常综合征

12.4 治疗

12.4.1 基于预后（危险度）分层治疗

预后（危险度）分层	Ⅰ级推荐	Ⅱ级推荐	Ⅲ级推荐
较低危组 [a]			
无临床症状、骨髓原始细胞<5%、无不良预后核型异常	观察随访	临床试验	
症状性贫血	支持治疗	祛铁治疗	雄激素、传统中医药
del（5q）±1个非7号染色体异常	来那度胺	人促红细胞生成素（EPO）	阿扎胞苷 地西他滨 临床试验 选择合适患者进行 allo-HSCT [b]
无 del（5q）± 其他细胞遗传学异常伴 RS 细胞<15%（RS 细胞<5% 伴 SF3B1 突变）			

基于预后（危险度）分层治疗（续）

预后（危险度）分层	I 级推荐	II 级推荐	III 级推荐
血清 EPO 浓度 ≤ 500IU/L	EPO	来那度胺 EPO ± G-CSF	阿扎胞苷 地西他滨 临床试验 选择合适患者进行 allo-HSCT[b]
血清 EPO 浓度 > 500IU/L	抗胸腺球蛋白 ± 环孢素[c]	阿扎胞苷 地西他滨 来那度胺	临床试验 选择合适患者进行 allo-HSCT[b]
无 del（5q）± 其他细胞遗传学异常伴 RS 细胞≥15%（RS 细胞 >5% 伴 *SF3B1* 突变）			
血清 EPO 浓度 ≤ 500IU/L	EPO+G-CSF	罗特西普	抗胸腺球蛋白 ± 环孢素 阿扎胞苷 地西他滨 来那度胺 临床试验 选择合适患者进行 allo-HSCT[b]

预后（危险度）分层	I 级推荐	II 级推荐	III 级推荐
血清 EPO 浓度 > 500IU/L	罗特西普	来那度胺	抗胸腺球蛋白 ± 环孢素 阿扎胞苷 地西他滨 临床试验 选择合适患者进行 allo-HSCT[b]
有症状血小板减少或粒细胞减少	临床试验 免疫抑制治疗 [c] 阿扎胞苷 地西他滨	艾曲泊帕 罗米司亭	临床试验 选择合适患者进行 allo-HSCT[b]
较高危组 [d]			
合适的移植候选患者 [e] 及合适供者	异基因造血干细胞移植 allo-HSCT[f] 阿扎胞苷序贯 allo-HSCT[g] 地西他滨序贯 allo-HSCT 高剂量化疗序贯 allo-HSCT[h]	移植前祛铁治疗	

基于预后（危险度）分层治疗（续）

预后（危险度）分层	I 级推荐	II 级推荐	III 级推荐
不适合骨髓移植或无合适供者	临床试验 阿扎胞苷 地西他滨	预激化疗 （CAG、HAG）	
复发、进展或无反应	移植后复发考虑二次移植或供者淋巴细胞输注 阿扎胞苷 + 维奈克拉 低剂量阿糖胞苷 + 维奈克拉 阿扎胞苷 +IDH1/2 抑制剂 化疗联合去甲基药物 j 临床试验	AML 样化疗 i （阿糖胞苷 + 蒽环类、阿糖胞苷 + 氟达拉滨）	

【注释】

a 较低危组：IPSS-R 极低危组、低危组和中危组（≤ 3.5 分）。

b 进行 HSCT 候选患者：IPSS 中危 -1 组、IPSS-R 中危组和 WPSS 中危组患者存在严重的血细胞减少（同胞相合、无关供者或有可供选择的半相合、脐血供者并考虑标准或减低强度的预处理方案）。

c 可能对免疫抑制治疗有反应的条件包括：年龄通常 ≤ 60 岁、骨髓原始细胞 ≤ 5%、低增生性骨髓、PNH 克隆阳性或细胞毒性 T 细胞克隆存在 *STAT3* 突变。IST 包括 ATG ± 环孢素 ± 艾曲泊帕。此外，对于严重的血小板减少症，可以考虑单独使用艾曲泊帕。

d 较高危组：IPSS-R 中危组（>3.5 分）、高危组和极高危组。

e 移植候选患者评估需基于年龄、体能状态、主要并发症、社会心理学状态、患者的选择、看护者可用性。

f 移植前减负治疗为了减少骨髓原始细胞<5%，目的是减少移植后复发，虽然最佳策略（阿扎胞苷、地西他滨，化疗）还没有被确定。减少移植前的疾病负荷对于接受减低强度预处理方案的患者尤为重要。在一些移植中心，桥接治疗后未能达原始细胞<5% 的患者不应排除继续进行移植，因为这些患者仍从移植中得到生存获益。针对有 *TP53* 突变的患者，特别是双等位基因，即使是移植，预后也很差，患者应尽可能参加临床试验。

g 阿扎胞苷、地西他滨或其他治疗都可用于等待供者进行移植前的桥接治疗，但这些药物不应使用于延迟移植。

h 调查研究性质的临床试验（优先的）；无研究方案情况下或作为移植桥接治疗则选择标准诱导方案

i 对于部分 MDS-EB2 患者，可以考虑 AML 样治疗，特别是在较年轻的患者。此外，在有某些 AML 细胞遗传学异常的患者中，AML 的诊断可能低于 20%（见急性髓系白血病指南）。

j 去甲基药物首选推荐：阿扎胞苷，其他推荐：地西他滨。

12.4.2　附录：治疗方案汇总

（1）支持治疗

1）输血治疗[11]：有症状的贫血推荐 CMV 安全的红细胞输注，血小板减少出血推荐血小板输注，但不能对没有出血的血小板减少患者常规输血小板，除非血小板计数<10×10⁹/L。辐照的血制品推荐于移植候选者。

2）抗感染治疗：抗生素推荐用于细菌感染，但不推荐常规预防性应用，但在患者开始治疗时可考虑预防，根据当地医院的指南。

3）氨基乙酸或其他抗纤溶药物可考虑用于难治性出血导致的血小板输注或严重的血小板减少患者。

4）祛铁治疗：如已接受>20~30 单位红细胞输注患者考虑日常的皮下去铁胺或口服地拉罗司降低铁过载[12-13]，特别是较低危组或潜在移植候选者（低危/中危 -1）。对血清铁蛋白水平>2 500ng/ml 者，目标是降低铁蛋白水平至<1 000ng/ml。对于肌酐清除率较低（<40ml/min）者，避免地拉罗司及去铁胺治疗。去铁胺（DFO）剂量 20~60mg/（kg·d），由静脉输注持续 8~12 小时；地拉罗司，剂量每天 20~30mg/kg，每日一次，口服。

5）细胞因子治疗：

促红细胞生成素疗法（ESAs）：推荐剂量为 40 000~60 000U，每周分次皮下注射，治疗目标血红蛋白范围为 100~120g/L，而不超过 120g/L[14]。对 ESAs 疗效评价无反应是指血红蛋白治疗 6~8 周后未达 15g/L 的升高或未降低红细胞的输注需求，同时若判断为治疗无反应，前提需保证充分的铁储备。

6）粒系集落刺激因子（G-CSF）：不推荐常规用于预防感染。考虑用于中性粒细胞减少症伴有反复或难治性感染。推荐用于难治性贫血患者，联合 EPO 治疗，1~2mg/kg，每周分次皮下注射。

血小板受体激动剂（TPO-RA）：对于较低危 MDS 存在严重或致命的血小板减少考虑应用[15-16]包括：艾曲泊帕、海曲泊帕等。

（2）免疫调节剂治疗：沙利度胺现通常采用小剂量，50~100mg/d，临床疗效以红系改善为主，约 10%，长期应用耐受性差，目前多数指南已不再提及。来那度胺起始推荐剂量：10mg/d × 21 天，每 28 天为 1 个疗程，2~4 个月后评估治疗反应[17-18]。注意对于低血小板和中性粒细胞计数患者（PLT<50 × 10⁹/L，ANC<0.5 × 10⁹/L），考虑要调整来那度胺剂量，有反应继续并减少至耐受剂量。对伴有 -7 核型异常及 TP53 基因突变的患者不适用来那度胺，应按较高危预后组方案治疗。对来那度胺治疗疗效评价无反应是指血红蛋白治疗 3~6 个月后未达 15g/L 的升高或未降低红细胞的输注需求。

（3）免疫抑制治疗：环孢素（CSA）3~6mg/（kg·d），空腹血药浓度维持在 100~300ng/ml。ATG[19]包括马、兔、猪、羊等异种动物免疫后从血清中分离纯化的多克隆 IgG，目前应用较多的是马 ATG（包括 lymphoglobulin、atgam）和兔 ATG（thymoglobulin、ATG-fresenius）。没有临床试验比较这些 ATG 的优劣和最佳剂量，因此应该视为不同药物、在选择使用时应严加小心。根据既往的临床报道，lymphoglobuline 的剂量为 15mg/（kg·d），连续 5 天，atgam 剂量为 40mg/（kg·d）、连续 4 天，thymoglobulin 和 ATG-fresenius 的剂量为 2.5~3.5mg/（kg·d），连续 4 天，使用前要进行皮试或小剂量静脉试验观察有无过敏，使用时要应用退热药、糖皮质激素和 / 或抗组胺药物预防输液反应，使用后要观察超敏反应或血清病反应的临床表现并进行治疗。以下患者反应率高：年龄通常 ≤ 60 岁骨髓原始细胞 ≤ 5%、低增生性骨髓、PNH 克隆阳性或细胞毒 T 细胞克隆存在 STAT3 突变。

（4）罗特西普：推荐用法：起始剂量为 1.0mg/kg，每 3 周一次，皮下注射，每 2 个连续剂量（6 周）评估无红细胞输血依赖改善，依次增加剂量至 1.33mg/kg 及 1.75mg/kg，连续 3 个 1.75mg/kg 连续剂量（9 周）后未减少红细胞输注量，提示无效中断治疗。每次治疗前血红蛋白 ≥ 115g/L（无红细胞输注）暂停治疗，当 Hb<110g/L 再次启动，每 3 周评估，血红蛋白相对增高>20g/L（无红细胞输注），按 1.75 → 1.33 → 1.0 → 0.8 → 0.6mg/kg 减量维持直至血液学缓解而停止。

（5）去甲基化治疗：常用药物包括阿扎胞苷[20]和地西他滨[21]。

　　1）阿扎胞苷：推荐用法为 75mg/m^2 × 7 天，皮下注射，28 天为 1 个疗程。

　　2）地西他滨：推荐剂量 20mg/m^2 × 5 天，静脉滴注。每 4 周为 1 个疗程，地西他滨最佳剂量及疗程仍在优化中。尽管两药治疗反应率相似，但一项Ⅲ期随机临床试验[22]报道阿扎胞苷而非地西他滨显示生存获益，阿扎胞苷或地西他滨应当持续治疗 4~6 个疗程后评估这类药物的治疗反应，临床获益的患者去甲基化药物作为维持治疗药物继续治疗。

（6）化疗：可采用 AML 标准 3+7 诱导方案或预激方案[23]。预激方案：小剂量阿糖胞苷（10mg/m^2，每 12 小时 1 次，皮下注射，14 天）加 G-CSF，联合阿克拉霉素或高三尖杉酯碱或去甲氧柔红霉素。对老年或体能差的患者，预激方案耐受性优于 AML 标准方案，预激方案也可与去甲基化药物联合应用。

（7）异基因造血干细胞移植：allo-HSCT 是目前唯一根治 MDS 的方法，包括同胞全相合供者、非亲缘供者和单倍体供者[24]。建议有合适的供者（HLA 全相合同胞或非亲缘供体，HLA 半相合家族成员或脐带血）的异基因 HSCT 候选者早期转诊进行移植评估，以便有效地进行移植。

（8）小分子靶向药物：一些新数据显示了维奈克拉和 IDH1/2 抑制剂对患有 HMA 难治性疾病的高危 MDS 患者的疗效。目前维奈克拉与阿扎胞苷联合治疗 MDS 的 Ⅲ 期临床研究（Verona）中，维奈克拉推荐用法为 400mg×14 天，口服，28 天为 1 个疗程，但最佳剂量及疗程仍在优化中。

12.5 预后评估

12.5.1 MDS 国际预后积分系统（IPSS）[25]

预后变量	标准	积分/分
骨髓原始细胞	<5%	0
	5%~10%	0.5
	11%~20%	1.5
	21%~30%[a]	2.0
染色体核型	好［正常，-Y，del（5q），del（20q）］	0
	中度［其余所有异常，需除外包括 t（8；21）、inv（16）及 t（15；17）等 AML 异常］	0.5
	差［复杂（≥3 个异常）或 7 号染色体异常］	1.0
血细胞减少[b]	无或一系	0
	两系或三系	0.5

【注释】

a WHO 分型将此组归入 AML。

b 血细胞减少定义：Hb<100g/L，中性粒细胞（ANC）计数<1.8×10⁹/L，血小板计数<100×10⁹/L。

IPSS 风险分类 （%IPSS 人群）	总积分	未治疗的中位生存期 / 年	未治疗的 25%AML 转化率 / 年
低危（33）	0	5.7	9.4
中危 -1（38）	0.5~1.0	3.5	3.3
中危 -2（22）	1.5~2.0	1.1	1.1
高危（7）	≥2.5	0.4	0.2

【注释】

同一危险分组中<60 岁者较 60 岁以上者生存期长。IPSS 积分系统中细胞遗传学分型是 MDS 患者进行异基因造血干细胞移植的一个独立的预后指标。

12.5.2 WHO 分型预后积分系统（WPSS）[26]

预后变量	标准	积分 / 分
WHO 分型	RCUD、RARs，MDS 伴有单纯 5q–	0
	RCMD	1
	RAEB-1	2
	RAEB-2	3
染色体核型	好［正常，–Y, del（5q), del（20q)］	0
	中度（其余所有异常，需除外包括 t（8；21）、inv（16）及 t（15；17）等 AML 异常）	1
	差［复杂（≥3 个异常）或 7 号染色体异常］	2
贫血（男性<90g/L，女性<80g/L）	无	0
	有	1

注：极低危组，0；低危组，1；中危组，2；高危组，3~4；极高危组，5~6。IPSS 适用于作为治疗起始时的预后参考，而 WPSS 适用于作为病程演变中动态的预后评估。

12.5.3 国际预后积分系统修订版（IPSS-R）[27]

预后变量	0	0.5	1.0	1.5	2	3	4
染色体核型	极好	–	好	–	中等	差	极差
骨髓原始细胞 /%	≤ 2	–	2~5	–	5~10	> 10	–
血红蛋白 /（g·L⁻¹）	≥ 100	–	80~100	< 80	–	–	–
血小板 /（× 10⁹·L⁻¹）	≥ 100	50~100	< 50	–	–	–	–
ANC/（× 10⁹·L⁻¹）	≥ 0.8	< 0.8	–	–	–	–	–

IPSS-R 细胞遗传学危险分组

细胞遗传学预后分组	细胞遗传学异常
极好	–Y, 11q–
好	常核型，单纯 del（5q），单纯 del（12p），单纯 del（20q），含 del（5q）的双克隆异常
中等	单纯 del（7q），+8，+19，i（17q），其他 1 个或 2 个独立克隆异常
差	7，inv（3）/t（3q）/del（3q），含 –7/del（7q）的双克隆，复杂异常（3 种核型异常）
极差	复杂异常（>3 种核型异常）

IPSS-R 预后极低危组：≤1.5；低危组：1.5~3；中危组：3~4.5；高危组：4.5~6；极高危组：>6；中位生存期：8.8 年、5.3 年、3.0 年、1.6 年、0.8 年，中位 25%AML 转化时间：未达到、10.8 年、3.2 年、1.4 年、0.73 年。IPSS-R 主要适用于年龄<70 岁的 MDS 患者，其他年龄患者的积分根据下列公式调整：（年龄 –70）× [0.05–（IPSS 积分 × 0.005）]。

12.5.4 分子国际预后积分系统（IPSS-M）[28]

IPSS-M	极低危（VL）	低危（L）	中低危（ML）	中高危（MH）	高危（H）	极高危（VH）
人群 %（$n=2\ 701$）	14（381）	33（889）	11（302）	11（281）	14（379）	17（469）
风险评分	≤−1.5	>−1.5至−0.5	>−1.5至0	>0至0.5	>0.5至1.5	>1.5
危险比率（95% CI）	0.51（0.39~0.67）	1.0（参考）	1.5（1.2~1.8）	2.5（2.1~3.1）	3.7（3.1~4.4）	7.1（6.0~8.3）
中位 LFS，25%~75% 范围 / 年	9.7（5.0~17.4）	5.9（2.6~12.0）	4.5（1.6~6.9）	2.3（0.91~4.7）	1.5（0.80~2.8）	0.76（0.33~1.5）
中位 OS，25%~75% OS 范围 / 年	10.6（5.1~7.4）	6.0（3.0~12.8）	4.6（2.0~7.4）	2.8（1.2~5.5）	1.7（1.0~3.4）	1.0（0.5~1.8）

骨髓增生异常综合征

分子国际预后积分系统（IPSS-M）（续）

IPSS-M	极低危（VL）	低危（L）	中低危（ML）	中高危（MH）	高危（H）	极高危（VH）
AML-t /%						
1 年	0.0	1.7	4.9	9.5	14.3	28.2
2 年	1.2	3.4	8.8	14.0	21.2	38.6
4 年	2.8	5.1	11.4	18.9	29.2	42.8
无白血病死亡 /%						
1 年	2.2	8.5	12.0	18.0	19.3	30.6
2 年	7.0	16.2	19.8	31.1	39.8	45.6
3 年	15.9	29.5	33.6	51.1	54.2	51.3

注：LFS. 无白血病生存；OS. 总生存期；AML-t. 白血病转化。

分子国际预后评分系统（IPSS-M）的预后因素

分类	预后因素	附加说明
临床因素	骨髓原始细胞比例 血小板计数 血红蛋白	连续观察的指标
IPSS-R 细胞遗传学风险类别	低危 中危 高危	积分与 IPSS-R 相同
基因突变	16 种预后基因突变	每个个体变量权重
	15 种其他基因突变	该组突变的数量特征
	16 种预后基因：$TP53^{multi}$、MLL^{PTD}、$FLT3^{ITD+TKD}$、$SF3B1^{5q}$、$NPM1$、$RUNX1$、$NRAS$、$ETV6$、$IDH2$、CBL、$EZH2$、$U2AF1$、$SRSF2$、$DNMT3A$、$ASXL1$、$KRAS$、$SF3B1$[a]	
	15 种其他基因突变：$BCOR$、$BCORL1$、$CEBPA$、$ETNK1$、$GATA2$、$GNB1$、$IDH1$、$NF1$、$PHF6$、$PPM1D$、$PRPF8$、$PTPN11$、$SETBP1$、$STAG2$、$WT1$	

注：$SF3B1^{5q}$. $SF3B1$ 突变具有单独的 del（5q）或有一个额外的畸变，不包括 −7/del（7q）。$SF3B1$[a]. 在 $BCOR$、$BCORL1$、$RUNX1$、$NRAS$、$STAG2$、$SRSF2$ 或 del（5q）中无共突变的 $SF3B1$ 突变。

【注释】

　　IPSS-M 通过登录国际 MDS 预后工作组（IWG-PM）建立的网络计算器（http: //mds-risk-model. com），输入个体患者的上述变量，自动生成上文风险分层组，同时参比数据集直观的获得个体患者的中位无白血病生存期、中位总生存期、年白血病转化率等各项临床预后。

12.6　疗效评价

参考 MDS 国际工作组提出的疗效评价标准（IWG2006 修订版）

（一）改变疾病自然病程

1. 完全缓解（CR） 疗效须维持 ≥ 4 周 [a]

（1）骨髓评定标准

　　1）各系血细胞成熟正常，可允许继续存在发育异常，但要加以注明

　　2）原始细胞比例 ≤ 5%（红系细胞比例若低于 50%，原始细胞比例按全部有核细胞计算；红系细胞比例若超过 50%，原始细胞比例按非红系细胞计算，即红系除外不计）

（2）外周血评定标准

　　1）血红蛋白 ≥ 110g/L（不输血，患者不用 EPO）

　　2）中性粒细胞绝对值 ≥ 1.0×10^9/L（不用粒系集落刺激因子）

骨髓增生异常综合征

  3）血小板计数 ≥ 100×10^9/L（不用促血小板生长制剂）

  4）原始细胞 0%

  5）可继续存在发育异常

2. 部分缓解（PR） 疗效须维持 ≥ 4 周

满足完全缓解血常规标准；骨髓原始细胞比例较治疗前至少降低 ≥ 50%，但仍 > 5%，不考虑有核细胞增生程度和发育不良

3. 骨髓完全缓解（mCR）

原始细胞 ≤ 5%/ 较治疗前至少降低 ≥ 50%，但外周血血细胞减少未恢复，如果外周血达到下述 HI 标准，须加以注明

4. 稳定（SD）

未达到 PR 的最低标准，但至少 8 周以上无病情进展（PD）证据

5. 治疗失败（failure）

治疗期间死亡或病情进展：患者表现为血细胞减少加重、原始细胞增高或进展为较治疗前更晚期的 FAB 亚型

6. CR 或 PR 后复发 符合下列 ≥ 1 项

（1）骨髓原始细胞百分比升至治疗前水平

参考 MDS 国际工作组提出的疗效评价标准（IWG2006 修订版）（续）

（2）中性粒细胞或血小板较缓解/有效时的最高水平下降 ≥50%

（3）血红蛋白浓度降低 15g/L 或有输血依赖性

7. 疾病进展

（1）骨髓

　　1）骨髓原始细胞<5% 的患者：原始细胞增长 ≥50% 或原始细胞比例>5%

　　2）骨髓原始细胞为 5%~10% 的患者：原始细胞增长 ≥50% 或原始细胞比例>10%

　　3）骨髓原始细胞为 10%~20% 的患者：原始细胞增长 ≥50% 或原始细胞比例>20%

　　4）骨髓原始细胞为 20%~30% 的患者：原始细胞增长 ≥50% 或原始细胞比例>30%

（2）外周血满足以下任一条

　　1）中性粒细胞或血小板较缓解/有效时的最高值较少 ≥50%

　　2）血红蛋白降低 ≥20g/L

　　3）输血依赖

8. 疾病转化　转化为急性髓系白血病（原始细胞比例 ≥30%）

9. 生存　时间的计算

（1）总生存时间（OS）：从进入治疗试验到任何原因的死亡

骨髓增生异常综合征

263

参考 MDS 国际工作组提出的疗效评价标准（IWG2006 修订版）（续）

（2）无事件生存期（EFS）：从进入治疗试验到治疗失败或任何原因死亡

（3）无进展生存期（PFS）：从进入治疗试验到疾病进展（PD）或因 MDS 死亡

（4）无病生存期（DFS）：从完全缓解（CR）到病情进展（PD）复发

（5）特定原因死亡（CSD）：MDS 相关死亡

（二）细胞遗传学反应[b]

1. 主要反应（major CyR） 原有的染色体异常消失，且未出现新的异常

2. 轻微反应（minor CyR） 原有的染色体异常减少 ≥50%

（三）健康相关生活质量（QOL）

使用各种问卷或 WHO 体能积分

（四）血液学指标改善标准（HI）（以下标准需在持续 ≥8 周）[c]

1. 红系反应（HI-E） 治疗前血红蛋白<110g/L，治疗后血红蛋白上升 ≥15g/L；输血减少：与治疗前 8 周相比，治疗后 8 周内输注红细胞单位数减少 ≥4 个（只用于治疗前血红蛋白 ≤90g/L 的依赖输血者）

2. 血小板反应（HI-P） 治疗前血小板计数<100×10^9/L，血小板计数>20×10^9/L 者，治疗后绝对值上升 ≥30×10^9/L；治疗前血小板计数<20×10^9/L 者。治疗后血小板计数>20×10^9/L，且增幅 ≥100%

3. 中性粒细胞反应（HI-N）　治疗前中性粒细胞绝对值<1.0×10^9/L，治疗后增加>0.5×10^9/L，且增幅 ≥ 100%

4. 血液学指标改善（HI）后复发或进展　满足下列条件之一（除外急性感染，重复化疗疗程，脏器出血，溶血等其他原因）

（1）中性粒细胞或血小板从治疗后最高水平下降 ≥ 50%

（2）血红蛋白下降 ≥ 15g/L

（3）恢复输血依赖

【注释】

a 在某些情况下的治疗方案（例如，巩固、维持）可能需要满足在维持疗效 4 周前开始进一步的治疗。这些患者不必强调疗效反应持续时间，可以被评价纳入其在治疗开始时相应的反应类别。患者重复治疗过程中只要能恢复到前一个疗程血细胞改善的计数水平，其短暂性血细胞减少不应认为是疗效反应持续时间的中断。

b 20 个中期分裂相是确定细胞遗传学反应程度的最佳选择（但不是必要的）。也可接受 FISH 来评估某些特定的细胞遗传学异常的变化。

c 血细胞减少的治疗前基线测量要求治疗前至少 1 周内至少 2 次测量（不受输血影响，即至少 1 周不输注红细胞，至少 3 天不输注血小板）的平均值。

HI 反应与低危 MDS 和长期血细胞减少的患者特别相关。主要和轻微的 HI 必须至少持续 8 周。

参考文献

［1］GREENBERG PL, TUECHER H, SCHANZ J, et al. Cytopenias are defined as values lower than standard lab hematologic levels being congnizant of age, sex, ethnic, and altitude norms. Blood, 2016, 128 (16): 2096-2097.

［2］CHAN WC, FOUCAR K, MORICE WG, et al. T-cell large granular lymphocytic leukemia. //SWERDLOW SH, CAMPO E, HARRIS, et al. WHO classification of tumours of haematopoietic and lymphoid tissues. 4th ed. Lyon: IARC, 2008.

［3］DEZERN AE, BOROWITZ MJ. ICCS/ESCCA consensus guidelines to detect GPI-deficient cells in paroxysmal nocturnal hemoglobinuria (PNH) and related disorders part 1-clinical utility. Cytometry B Clin Cytom, 2018, 94 (1): 16-22.

［4］NATIONAL COMPREHENSIVE CANCER NETWORK. NCCN Guidelines Version 3. 2021: Myelodysplastic syndromes, 2021. [2021-01-15]. https://www. nccn. org/professionals/physician_gls/pdf/mds.

［5］VALENT P, HORNY HP. Minimal diagnostic criteria for myelodysplastic syndromes and separation from ICUS and IDUS: Update and open questions. Eur J Clin Invest, 2009, 39 (7): 548-553.

［6］VALENT P, ORAZI A, STEENSMA DP, et al. Proposed minimal diagnostic criteria for myelodysplastic syndromes (MDS) and potential pre-MDS conditions. Oncotarget, 2017, 8 (43): 73483-73500.

［7］BENNETT JM, CATOVSKY D, DANIEL MT, et al. Proposals for the classification of the acute leukaemias. French-American-British (FAB) cooperative group. Br J Haematol, 1976, 33 (4): 451-458.

［8］BENNETT JM, CATOVSKY D, DANIEL MT, et al. Proposals for the classification of the myelodysplastic syndromes. Br J Haematol, 1982, 51 (2): 189-199.

［9］ ARBER DA, ORAZI A, HASSERJIAN R, et al. The 2016 revision to the World Health Organization classification of myeloid neoplasms and acute leukemia. Blood, 2016, 127 (20): 2391-2405.

［10］ KHOURY JD, SOLARY E, ABLA O, et al. The 5th edition of the World Health Organization classification of haematolymphoid tumors: Myeloid and histiocytic/dendritic neoplasms. Leukemia, 2022, 36: 1703-1719.

［11］ HICKS L, BERING H, CARSON K, et al. The ASH Choosing Wisely campaign: Five hematologic tests and treatments to question. Blood, 2013, 122: 3879-3883.

［12］ ANGELUCCI E, SANTINI V, TUCCI AA, et al. Deferasirox for transfusion-dependent patients with myelodysplastic syndromes: Safety, efficacy, and beyond (GIMEMA MDS0306 Trial). Eur J Haematol, 2014, 92 (6): 527-536.

［13］ GATTERMANN N, FINELI C, PORTA MD, et al. Deferasirox in iron overloaded patients with transfusion-dependent myelodysplastic syndromes: Results from the large 1-year EPIC study. Leuk Res, 2010, 34 (9): 1143-1150.

［14］ HELLSTROM-LINDBERG E, AHLGREN T, BEGUIN Y, et al. Treatment of anemia in myelodys-plastic syndromes with granulocyte colony stimulating factor plus erythropoietin: Result from a ran-domized phase Ⅱ study and long-term follow-up of 71 patients. Blood, 1998, 92 (1): 68-75.

［15］ GIAGOUNIDIS A, MUFTI GJ, FENAUX P, et al. Results of a randomized, double-blind study of romiplostim versus placebo in patients with low/intermediate-1-risk myelodysplastic syndrome and thrombocytopenia. Cancer, 2014, 120 (12): 1838-1846.

［16］ WONG RS, VERMA A. Safety and tolerability of eltrombopag versus placebo for treatment of thrombocytopenia in patients with advanced myelodysplastic syndromes or acute myeloid leukae-mia: a multicenter, randomized, placebo-controlled, double-blind, phase 1/2 trial. Lancet Heamatol, 2015, 2 (10): e417-e426.

［17］ SANTINI V, ALMEIDA A, GIAGOUNIDIS A. et al. Randomized phase Ⅲ study of lenalidomide versus placebo in RBC transfusion-dependent patients with lower-risk non-del (5q) myelodys-plastic syndromes and ineligible for or refractory to erythropoiesis-stimulating agents. J Clin Oncol, 2016, 34 (25): 2988-2996.

［18］ ALAN LIST, SANDY K, DENISE JR, et al. Efficacy of lenalidomide in myelodysplastic syn-dromes. New Engl J

Med, 2005, 352 (6): 549-557.

[19] STADLER M, GERMING U, KLICHE KO, et al. A prospective, randomised, phase Ⅱ study of horse antithymocyte globulin vs rabbit antithymocyte globulin as immune-modulating therapy in patients with low-risk myelodysplastic syndromes. Leukemia, 2004, 18 (3): 460-465.

[20] SLIVERMAN LR, DEMAKOS EP, PETERSON BL, et al. Randomized controlled trial of azaciti-dine in patients with the myelodysplastic syndrome: A study of the cancer and leukemia group B. J Clin Oncol, 2002, 20 (10): 2429-2440.

[21] STEENSMA DP, BAER MR, SLACK JL, et al. Multicenter study of decitabine administered daily for 5 days every 4 weeks to adults with myelodysplastic syndromes: The alternative dosing for outpa-tient treatment (ADOPT) trial. J Clin Oncol, 2009, 27 (23): 3842-3848.

[22] FENAUX P, MUFTI GJ, HELLSTROM-LINDBERG E, et al. Efficacy of azacitidine compared with that of conven-tional care regimens in the treatment of higher-risk myelodysplastic syndromes: A ran-domized, open-label, phase Ⅲ study. Lancet Oncol, 2009, 10: 223-232.

[23] BERAN M, SHEN Y, KANTARJIAN H, et al. High-dose chemotherapy in high-risk myelodysplastic syndrome: Covariate-adjusted comparison of five regimens. Cancer, 2001, 92 (8): 1999-2015.

[24] DEMUYNCK H, VERHOEF GE, ZACHEE P, et al. Treatment ot patients with myelodysplastic syndromes with allogeneic bone marrow transplantation from genotypically HLA-identical sibling and alternative donors. Bone Mar-row Transplant, 1996, 17 (5): 745-751.

[25] GREENBERG P, COX C, LEBEAU MM, et al. International scoring system for evaluating prognosis in myelodys-plastic syndromes. Blood, 1997, 89 (6): 2079-2088.

[26] MALCOVATI L, DELLA PORTA MG, STRUPP C, et al. Impact of the degree of anemia on the outcome of patients with myelodysplastic syndrome and its integration into the WHO classification-based Prognostic Scoring Sys-

tem (WPSS). Haematologica, 2011, 96 (10): 1433-1440.

[27] GREENBERG PL, TUECHLER H, SCHANZ J, et al. Revised international prognostic scoring system for myelo-dysplastic syndromes. Blood, 2012, 120 (12): 2454-2465.

[28] BERNARD E, TUECHLER H, GREENBERG PL, et al. Molecular International Prognosis Scoring System for myelodysplastic syndromes. NEJM Evid, 2022, 1: Evidoa2200008.

骨髓增生异常综合征

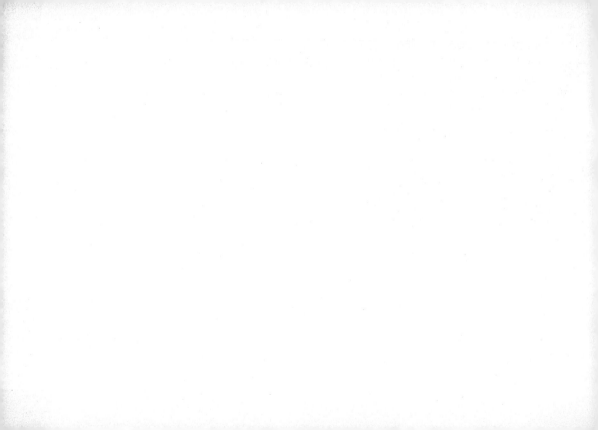

13　真性红细胞增多症

13.1 治疗前评估

	I 级推荐	II 级推荐	III 级推荐
病史采集和体格检查	完整的病史采集（重点是体质性症状、血栓相关因素、血栓和出血病史） 体检（尤其注意脾脏肋下最大长径）		
症状评分	MPN10 评分		
实验室检查	血常规和血涂片、肝肾功、乳酸脱氢酶、血脂、尿酸、血清铁蛋白、维生素 B_{12}、CRP、红细胞沉降率和 EPO 水平乙肝、丙肝、HIV、巨细胞病毒等检查有出血表现者，行获得性血管性血友病的实验室评估	动脉血气 呼吸睡眠检测	
影像学检查	超声、CT 或 MRI 计算脾脏容积	超声心动图	

	I 级推荐	II 级推荐	III 级推荐
骨髓检查	含涂片、活检（长度 1.5cm 以上，需要按照 WHO 分级标准确定纤维化程度）	免疫分型（尤其怀疑急性淋巴细胞白血病转化时）	
细胞遗传学	G 带或 R 带染色体核型分析	怀疑慢性粒细胞性白血病时可加做 FISH	
分子学检查	*BCR*∶∶*ABL* 融合基因 *JAK2* V617F、*MPL* 和 *CALR* 基因突变 *ASXL1*、*TET2*、*DNMT3a*、*SRSF2*、*U2AF1*、*EZH2*、*IDH1/2*、*SF3B1*、*TP53* 和 *CBL* 等非驱动基因检测 上述突变基因建议优先用二代测序技术检测	有红细胞增多症家族病史者筛查 *EPOR*、*VHL*、*EGLN1*/*PHD2*、*EPAS1/HIF2*、*HGBB*、*HGBA* 和 *BPGM* 等基因突变	对造血干细胞移植候选患者考虑人类白细胞表面抗原（HLA）配型

真性红细胞增多症

13.2 PV 诊断标准（WHO 2016[1]）

主要标准	①血红蛋白>165g/L（男性），>160g/L（女性）或者 HCT>49%（男性），>48%（女性）或者其他红细胞容积增加的证据 ②骨髓活检示与年龄不符的细胞过多伴三系增生（全骨髓增生），包括红系、粒系、巨核系显著增生并伴有多形性成熟巨核细胞（细胞大小不等） ③ *JAK2* V617F 或者 *JAK2* 外显子 12 突变
次要标准	血清 EPO 水平低于正常下限
注：诊断需满足 3 项主要标准或前 2 项主要标准加次要标准	

真性红细胞增多症

真红后骨髓纤维化（PPV-MF）诊断标准[2]

主要标准	①此前按 WHO 诊断标准确诊为 PV
	②骨髓活检显示纤维组织分级为 MF 2/3 级
次要标准	①贫血或不需持续静脉放血（在未进行降细胞治疗情况下）或降细胞治疗来控制红细胞增多
	②外周血出现幼稚粒细胞、幼稚红细胞
	③进行性脾脏肿大（此前有脾脏肿大者超过左肋缘下 5cm 或新出现可触及的脾脏肿大）
	④以下 3 项体质性症状中至少出现 1 项：过去 6 个月内体重下降>10%，盗汗，不能解释的发热（>37.5℃）
注：诊断需满足 2 项主要标准和至少 2 项次要标准	

【注释】

　　真性红细胞增多症（PV）是 BCR::ABL 阴性经典型骨髓增殖性肿瘤（MPN）中的一种[3]。诊断基于血红蛋白定量、红细胞比积（HCT）、骨髓活检、驱动基因检测以及促红细胞生成素等综合判断。考虑到非驱动基因和骨髓染色体对预后、靶向治疗有显著影响，因此建议所有疑诊患者加做全套二代测序基因和骨髓染色体检查[4]，含排除慢性粒细胞性白血病的相关染色体和基因检查。原则上，优先选择外周血进行基因检查，极少数 JAK2 突变阴性的 PV 患者存在 CALR 或 LNK 基因突变，故一

真性红细胞增多症

次性完善全套基因检测是合理的[5-6]。隐匿性 PV（masked-PV，mPV）指具有 PV 的典型 *JAK2* 突变，骨髓表现与 PV 一致，EPO 水平降低，但是血红蛋白和 HCT 水平达不到诊断标准的患者，这类患者的最终预后甚至比确诊 PV 还差，其识别和治疗值得关注[7]。

13.3 危险分层

	危险因素	分值	危险度	中位生存 / 年
ELN 推荐血栓评分[8]	年龄 ≥ 60 岁	1	低危：0	
	血栓历史	1	高危 ≥ 1	
IPSS（生存预测）[9]	年龄 ≥ 67 岁	5	低危：0	28
	年龄 57~66 岁	2	中危：1~2	19
	白细胞计数 ≥ 15 × 10^9/L	1	高危 ≥ 3	11
	静脉血栓历史	1		
MIPSS（生存预测）[10]	白细胞计数 ≥ 15 × 10^9/L	1	低危：0~1	24
	血栓历史	1	中危：2~3	13.1
	年龄 >67 岁	2	高危：4~7	3.2
	SRSF2 突变	3		

真性红细胞增多症

注释:

　　PV 患者需要关注两方面临床危险，一方面是血栓风险，目前采用 ELN 评分进行评估。另外一方面是寿命预测危险评分，按照 IPSS 进行评估。由于 PV 自然病程无法改变，所以治疗策略通常按照血栓风险来分层安排。MIPSS，Mutation-Enhanced International Prognostic Scoring System。

13.4　治疗

一线分层治疗（按照 ELN 血栓风险评分）

	I 级推荐	II 级推荐	III 级推荐
所有患者	小剂量阿司匹林	氯吡格雷	
低危	放血治疗 / 红细胞单采 聚乙二醇脯氨酸干扰素 α	（聚乙二醇）干扰素 α 羟基脲 芦可替尼	
高危	聚乙二醇脯氨酸干扰素 α 放血治疗 / 红细胞单采	（聚乙二醇）干扰素 α 羟基脲 芦可替尼	
PV 后纤维化	参考 PMF		
急变	参考 PMF 急变期		

　　注：PMF. 原发性骨髓纤维化。

| 难治复发 | 羟基脲和干扰素 α 可以互换
芦可替尼
（可以联合治疗） | 临床试验 | ^{32}P 静脉注射
白消安（马利兰）可以作为老年患者的选择[11] |

【注释】

PV 的治疗目标是避免初发或复发的血栓形成，控制疾病相关症状，预防 PPV-MF 和 / 或急性白血病转化。所有 PV 患者治疗目标为 Hct<45%[12]，早期可以通过放血达标，有研究认为应该在 45 天内达标，然后进入维持治疗。近年来研究发现 *JAK2* 拷贝数、白细胞和血小板增多可能也是独立的预后不良因素，因此，治疗目标有可能进一步提高到血液学完全缓解，也可以争取分子生物学缓解（参考骨髓纤维化的疗效标准）。

小剂量阿司匹林应该长期服用，除非有禁忌证，血小板计数>1 500 × 10⁹/L 时患者易有出血倾向，需慎用阿司匹林。所有患者需积极控制可逆的血栓形成危险因素，包括戒烟、控制血压、降血脂、减重和运动等。

如果出现以下情况，应当考虑使用降细胞药物：①年龄>60 岁；②不能耐受放血治疗（例如有心功能不全等）；③既往血栓病史；④血小板计数>1 500 × 10⁹/L；⑤白细胞计数>15 × 10⁹/L；⑥症状性或者进行性脾大；⑦不能或者拒绝放血治疗者；⑧严重的疾病相关症状。

基于近年的前瞻性研究结果，首选降细胞药物为聚乙二醇脯氨酸干扰素 α[13-15]，聚乙二醇干扰素 α 可能具有类似效果。其他降细胞药物包括干扰素 α 和羟基脲，但年轻患者应慎用羟基脲，妊娠期禁用羟基脲，可以选择干扰素 α [8, 16]。

羟基脲/干扰素 α 耐药、无效和出现严重 PV 相关症状（如严重瘙痒）者可以考虑备选降细胞药物治疗，例如芦可替尼[17-18]、白消安（马利兰）[11]等。芦可替尼注意事项参考原发性骨髓纤维化章节。如果单药效果不理想，上述降细胞药物可以酌情联合使用。

PV 患者羟基脲耐药或者不耐受的定义 [19]

耐药：羟基脲 2g/d 以上剂量治疗 3 个月

1. 依然需要放血维持 HCT<45%
2. 未能控制骨髓增殖情况（例如血小板计数>400×10^9/L 和白细胞计数>10×10^9/L）
3. 脾缩小未达>50%。

不耐受

1. 在使疾病达到完全或部分临床血液学反应所需的羟基脲最小剂量下，出现中性粒细胞绝对值<1.0×10^9/L 或血小板计数<100×10^9/L 或血红蛋白<100g/L
2. 任何剂量羟基脲治疗时，出现下肢溃疡或者其他难以耐受的非血液学毒性，例如皮肤黏膜表现、消化道症状、肺炎、发热等

妊娠准备期间，应该考虑多科室会诊，评估妊娠期间危险度。低危患者需要全程低剂量阿司匹林治疗，同时控制 HCT 低于 45%，疗程直至产后 6 周。预计生产前 2 周左右停用阿司匹林并用低分子肝素替代，生产前 12~24 小时停用低分子肝素。如果没有出血或血栓并发症，产后继续应用低分子肝

素预防 2 周，然后可以恢复阿司匹林预防至产后 6 周以上。高危或者接受剖腹产患者产后预防时间应适当延长。高危患者在阿司匹林基础上，建议全程增加低分子肝素预防。妊娠期间，如果需要降细胞治疗，可以考虑干扰素 α（仅在获益确定超过风险时考虑，并且需要与患者充分沟通）。妊娠期和哺乳期均应该避免使用羟基脲[20]。

围手术期建议多科会诊，紧急手术应该密切关注围手术期血栓事件和出血风险，择期手术前则需要全面检查和治疗以减少血栓和出血风险。手术前尽可能通过治疗使血常规指标接近于正常，但是要避免过度的骨髓抑制导致血细胞减少。血栓高危或者需要长期制动的手术患者（如骨科手术），应该考虑降细胞治疗的同时联合抗凝预防。血管手术后，需要考虑阿司匹林预防。对于择期手术患者，术前 HCT 控制良好应该超过 3 个月，且血细胞接近于正常，必要时考虑放血处理。阿司匹林术前一周需要停用，如果出血风险可控，术后 24 小时重启阿司匹林治疗。抗凝治疗术前依据相应的药物半衰期停用，术后依据出血风险评估尽早重新启用。围手术期降细胞治疗措施需要继续，除非手术团队认为有明确的禁忌证[20]。

主要治疗具体用法如下：

（1）放血起始剂量可以从每 2~4 天 400~500ml 开始，最终维持量应该按照 HCT 目标确定。

（2）小剂量阿司匹林 75~100mg/d。血管运动症状顽固者可以酌情增加剂量。

（3）羟基脲推荐从 30mg/（kg·d）开始，1 周后改为 5~20mg/（kg·d），按照血液指标逐渐调整剂量直至理想疗效后长期维持。

（4）干扰素 α：（9~25）× 10^6U/ 周（分 3 次皮下注射）。

（5）聚乙二醇干扰素 α[13]：从每周 90μg 皮下注射开始，2 周后依据不良反应和疗效逐渐增加剂量，直至每周 135µg 或者 180µg。

（6）聚乙二醇脯氨酸干扰素 α：从 250µg/ 次开始，第二次为 350µg，第三次开始达到目标剂量，目标剂量为 500µg/ 次，皮下注射，每 2 周用药一次。

（7）芦可替尼，20mg/d 开始，具体调整参考 PMF 章节。

（8）白消安（马利兰）2~4mg/d，口服，然后根据血液指标随时调整剂量。白消安（马利兰）可以引起严重骨髓抑制，因此用量不宜超过 4mg/d。

（9）^{32}P 静脉注射：^{32}P 2~4mCi 治疗 1 次常可使疾病得到很好的控制，间隔 6~8 周后可依首剂疗效再次给予。

13.5 疗效标准[21]

疗效标准	定义
完全缓解（CR）	以下 4 条必须全部符合： ①包括可触及的肝、脾肿大等疾病相关体征持续（≥ 12 周）消失，症状显著改善（MPN10 积分下降 ≥ 10 分） ②外周血细胞计数持续（≥ 12 周）缓解，未行静脉放血情况下 HCT < 45%、PLT ≤ 400 × 10^9/L、WBC < 10 × 10^9/L ③无疾病进展，无任何出血或血栓事件 ④骨髓组织学缓解，按年龄校正后的骨髓增生程度正常，三系高度增生消失，和无 > 1 级的网状纤维（欧洲分级标准）

疗效标准	定义
部分缓解（PR）	以下 4 条必须全部符合： ①包括可触及的肝、脾肿大等疾病相关体征持续（≥ 12 周）消失，症状显著改善（MPN10 积分下降 ≥ 10 分） ②外周血细胞计数持续（≥ 12 周）缓解，未行静脉放血情况下 HCT<45%、PLT ≤ 400 × 10^9/L、WBC<10 × 10^9/L ③无疾病进展和任何出血或血栓事件 ④未达到骨髓组织学缓解，存在三系高度增生
无效（NR）	疗效未达到 PR
疾病进展（PD）	演进为真性红细胞增多症后骨髓纤维化（PPV-MF）、骨髓增生异常综合征或急性白血病

参考文献

[1] TEFFERI A, THIELE J, VANNUCCHI AM, et al. An overview on CALR and CSF3R mutations and a proposal for revision of WHO diagnostic criteria for myeloproliferative neoplasms. Leukemia, 2014, 28 (7): 1407-1413.

[2] BAROSI G, MESA RA, THIELE J, et al. Proposed criteria for the diagnosis of post-polycythemia vera and post-essential thrombocythemia myelofibrosis: A consensus statement from the International Working Group for Myelofibrosis Research and Treatment. Leukemia, 2008, 22 (2): 437-438.

[3] ARBER DA, ORAZI A, HASSERJIAN R, et al. The 2016 revision to the World Health Organization classification of myeloid neoplasms and acute leukemia. Blood, 2016, 128 (3): 462-463.

[4] GRINFELD J, NANGALIA J, BAXTER EJ, et al. Classification and personalized prognosis in myeloproliferative neoplasms. N Engl J Med, 2018, 379 (15): 1416-1430.

[5] BROSÉUS J, PARK JH, CARILLO S, et al. Presence of calreticulin mutations in JAK2-negative polycythemia vera. Blood, 2014, 124 (26): 3964-3966.

[6] OH ST, SIMONDS EF, JONES C, et al. Novel mutations in the inhibitory adaptor protein LNK drive JAK-STAT signaling in patients with myeloproliferative neoplasms. Blood, 2010, 116 (6): 988-992.

[7] BARBUI T, THIELE J, CAROBBIO A, et al. Masked polycythemia vera diagnosed according to WHO and BCSH classification. Am J Hematol, 2014, 89 (2): 199-202.

[8] BARBUI T, BAROSI G, BIRGEGARD G, et al. Philadelphia-negative classical myeloproliferative neoplasms: Critical concepts and management recommendations from European Leukemia Net. J Clin Oncol, 2011, 29 (6): 761-770.

[9] TEFFERI A, RUMI E, FINAZZI G, et al. Survival and prognosis among 1545 patients with contemporary polycythe-

真性红细胞增多症

mia vera: An international study. Leukemia, 2013, 27 (9): 1874-1881.

[10] TEFFERI A, GUGLIELMELLI P, LASHO TL, et al. Mutation-enhanced international prognostic systems for essential thrombocythaemia and polycythaemia vera. Br J Haematol, 2020, 189 (2): 291-302.

[11] TEFFERI A, BARBUI T. Polycythemia vera and essential thrombocythemia: 2015 update on diagnosis, risk-stratification and management. Am J Hematol, 2015, 90 (2): 162-173.

[12] MARCHIOLI R, FINAZZI G, SPECCHIA G, et al. Cardiovascular events and intensity of treatment in polycythemia vera. N Engl J Med, 2013, 368 (1): 22-33.

[13] KILADJIAN JJ, CASSINAT B, CHEVRET S, et al. Pegylated interferon-alfa-2a induces complete hematologic and molecular responses with low toxicity in polycythemia vera. Blood, 2008, 112 (8): 3065-3072.

[14] GISSLINGER H, KLADE C, GEORGIEV P, et al. Ropeginterferon alfa-2b versus standard therapy for polycythaemia vera (PROUD-PV and CONTINUATION-PV): A randomised, non-inferiority, phase 3 trial and its extension study. Lancet Haematol, 2020, 7 (3): e196-e208.

[15] BARBUI T, VANNUCCHI AM, DE STEFANO V, et al. Ropeginterferon alfa-2b versus phlebotomy in low-risk patients with polycythaemia vera (Low-PV study): A multicentre, randomised phase 2 trial. Lancet Haematol, 2021, 8 (3): e175-e184.

[16] SILVER RT, KILADJIAN JJ, HASSELBALCH HC. Interferon and the treatment of polycythemia vera, essential thrombocythemia and myelofibrosis. Expert Rev Hematol, 2013, 6 (1): 49-58.

[17] VERSTOVSEK S, VANNUCCHI AM, GRIESSHAMMER M, et al. Ruxolitinib versus best available therapy in patients with polycythemia vera: 80-week follow-up from the RESPONSE trial. Haematologica, 2016, 101 (7): 821-829.

[18] PASSAMONTI F, GRIESSHAMMER M, PALANDRI F, et al. Ruxolitinib for the treatment of inadequately controlled polycythaemia vera without splenomegaly (RESPONSE-2): A randomised, open-label, phase 3b study. Lan-

cet Oncol, 2017, 18 (1): 88-99.

[19] BAROSI G, BIRGEGARD G, FINAZZI G, et al. A unified definition of clinical resistance and intolerance to hydroxycarbamide in polycythaemia vera and primary myelofibrosis: Results of a European LeukemiaNet (ELN) consensus process. Br J Haematol, 2010, 148 (6): 961-963.

[20] GERDS AT, GOTLIB J, ALI H, et al. Myeloproliferative neoplasms, version 3, 2022, NCCN Clinical Practice Cuidelines in Oncology. J Natl Compr Canc Netw, 2022, 20 (9): 1033-1062.

[21] BAROSI G, MESA R, FINAZZI G, et al. Revised response criteria for polycythemia vera and essential thrombocythemia: An ELN and IWG-MRT consensus project. Blood, 2013, 121 (23): 4778-4781.

真性红细胞增多症

14　原发性血小板增多症

14.1 治疗前评估

	I 级推荐	II 级推荐	III 级推荐
病史采集和体格检查	完整的病史采集（重点是体质性症状、血栓相关因素、血栓和出血病史） 体检（尤其注意脾脏肋下最大长径）		
症状评分	MPN10 评分		
实验室检查	血常规和血涂片、肝肾功、乳酸脱氢酶、血脂、尿酸、血清铁蛋白、维生素 B_{12}、CRP、红细胞沉降率和 EPO 水平 乙肝、丙肝、HIV、巨细胞病毒等检查 有出血表现者，行获得性血管性血友病的实验室评估	动脉血气 呼吸睡眠检测	

治疗前评估（续）

	I 级推荐	II 级推荐	III 级推荐
影像学检查	超声或者 MRI 计算脾脏体积	超声心动图	
骨髓检查	含涂片、活检（长度 1.5cm 以上，需要按照 WHO 分级标准确定纤维化程度）	免疫分型（尤其怀疑急性淋巴细胞白血病转化时）	
细胞遗传学	G 带或 R 带染色体核型分析	怀疑慢性粒细胞性白血病时可加做 FISH	
分子生物学	*BCR::ABL* 融合基因 *JAK2 V617F*、*MPL* 和 *CALR* 基因突变 *ASXL1*、*TET2*、*DNMT3a*、*SRSF2*、*U2AF1*、*EZH2*、*IDH1/2*、*SF3B1*、*TP53* 和 *CBL* 等非驱动基因检测 上述突变基因建议优先用二代测序技术检测	有红细胞增多症家族病史者筛查 *EPOR*、*VHL*、*EGLN1/PHD2*、*EPAS1/HIF2*、*HGBB*、*HGBA* 和 *BPGM* 等基因突变	对造血干细胞移植候选患者考虑人类白细胞表面抗原（HLA）配型

原发性血小板增多症

14.2 诊断标准（WHO 2016[1]）

主要标准	①血小板计数（PLT）≥450×10⁹/L
	②骨髓活检示巨核细胞高度增生，胞体大、核过分叶的成熟巨核细胞数量增多，粒系、红系无显著增生或左移，且网状纤维极少轻度（1 级）增多
	③不能满足 *BCR::ABL* 阳性慢性髓系白血病、真性红细胞增多症（PV）、原发性骨髓纤维化（PMF）、骨髓增生异常综合征和其他髓系肿瘤的 WHO 诊断标准
	④有 *JAK2*、*CALR* 或 *MPL* 基因突变
次要标准	有克隆性标志或无反应性血小板增多的证据

注：符合 4 条主要标准或前 3 条主要标准和次要标准

ET 后骨髓纤维化（PET-MF）诊断标准[2]

主要标准	①此前按 WHO 诊断标准确诊为 ET ②骨髓活检示纤维组织分级为 2/3 级（按 0~3 级标准）或 3/4 级（按 0~4 级标准）
次要标准	①贫血或血红蛋白含量较基线水平下降 20g/L ②外周血出现幼稚粒细胞、幼稚红细胞 ③进行性脾脏肿大（超过左肋缘下 5cm 或新出现可触及的脾脏肿大） ④以下 3 项体质性症状中至少出现 1 项：过去 6 个月内体重下降>10%，盗汗，不能解释的发热（>37.5℃）

注：诊断需满足 2 项主要标准和至少 2 项次要标准。

【注释】

原发性血小板增多症（ET）是 *BCR*∶∶*ABL* 阴性经典型骨髓增殖性肿瘤（MPN）中的一种[3]。诊断基于血小板数目、骨髓活检、驱动基因检测等综合判断。考虑到非驱动基因和骨髓染色体均对预后、靶向治疗有显著影响，因此建议所有疑诊患者加做全套二代测序基因和骨髓染色体检查[4]，含排除慢性粒细胞性白血病的相关染色体和基因检查。对于骨髓抽取困难的患者，可以选择外周血进行基因检查[5-6]。ET 需要与原发性骨髓纤维化前期（pre-PMF）相鉴别，骨髓活检则是主要鉴别依据。

14.3 危险分层

	危险因素	分值 / 分	危险度	中位生存 / 年
血管并发症传统预测[7]	年龄 ≥ 60 岁	1	低危：0 高危 ≥ 1	
	血栓或者大出血史	1		
	血小板计数 ≥ 1 500 × 10^9/L	1		
IPSET- 血栓预测[8]	年龄 ≥ 60 岁	1	低危：0~1 中危：2 高危 ≥ 3	
	心血管危险	1		
	血栓史	2		
	JAK2 V617F 阳性	2		
修订版 IPSET- 血栓预测[9]	血栓史		极低危：无任何一个因素 低危：仅 *JAK2* V617F 阳性 中危：仅年龄 >60 岁 高危：有血栓史或者年龄 >60 岁且 *JAK2* V617F 阳性	
	年龄 >60 岁			
	JAK2 V617F 阳性			

	危险因素	分值/分	危险度	中位生存/年
IPSET-生存预后[10]	年龄≥60岁	2	低危：0	未达到
	血栓史	1	中危：1~2	24.5
	白细胞计数>11×10⁹/L	1	高危：3~4	13.8
MIPSS[11]	男性	1	低危：0~1	34.3
	白细胞计数≥11×10⁹/L	1	中危：2~5	14.1
	年龄>60岁	4	高危：6~8	7.9
	SRSF2，*SF3B1*，*U2AF1*，*TP53*突变	2		

注：MIPSS. Mutation-Enhanced International Prognostic Scoring System。

原发性血小板增多症

14.4 治疗

一线治疗（按照修订版 IPSET- 血栓预测分层治疗）

	I 级推荐	II 级推荐	III 级推荐
极低危	控制心血管危险因素 小剂量阿司匹林（有症状者）		
低中危	控制心血管危险因素 小剂量阿司匹林 降细胞治疗（有指征时）		
高危	控制心血管危险因素 小剂量阿司匹林 降细胞治疗		
ET 后纤维化	参考 PMF		
急变	参考 PMF 急变期		

二线治疗

二线治疗	羟基脲和干扰素 α 可以互换 芦可替尼 （可以联合治疗）	临床试验	白消安（马利兰）可以作为老年患者的选择

【注释】

ET 的治疗目标是预防和治疗血栓并发症，因此，治疗选择主要依据患者血栓风险分组来决定。所有患者均需控制血管事件危险因素（如吸烟、高血压、高脂血症、肥胖）。除极低危患者外，都需要坚持长期小剂量阿司匹林治疗，如果阿司匹林不耐受，可以考虑氯吡格雷类替代。血小板计数 > $1\,500 \times 10^9$/L 者出血风险增加，可以推迟使用阿司匹林，先降低血小板数目后再加用阿司匹林。合并获得性 VWD 者，使用阿司匹林需要非常慎重。

低 / 中危患者有下列指征者需要考虑降细胞治疗：新发生血栓、活动性 VWD 和 / 或大出血；脾大；进行性血小板增多和 / 或白细胞增多；疾病相关症状（如瘙痒、盗汗、乏力）；阿司匹林无效的血管运动障碍症状（如头痛、胸痛、红斑性肢痛症）。高危患者均需降细胞治疗，血小板计数目标值为（400~600）$\times 10^9$/L。

降细胞药物选择：干扰素 α（含聚乙二醇脯氨酸干扰素 α 和聚乙二醇干扰素 α）和羟基脲均可选择，但年轻患者应慎用羟基脲，妊娠期禁用羟基脲，可以选择干扰素 α[12-13]。羟基脲 / 干扰素 α 耐药、不能耐受者可以考虑之前没有用过的药物互换或者芦可替尼，也可以酌情联合使用上述药物。白消安

原发性血小板增多症

（马利兰）、双溴丙哌嗪和 ^{32}P 等药物可以作为老年患者的备选治疗。阿那格雷可以良好控制血小板数目，但是患者总生存和无纤维化时间有可能缩短，因此，应该慎用阿那格雷[14]。PET-MF 或者急变患者参考 PMF 及急变患者的治疗。

妊娠期和围手术期处理请参考真性红细胞增多症章节。

主要治疗包括小剂量阿司匹林、羟基脲、干扰素 α、聚乙二醇脯氨酸干扰素 α、聚乙二醇干扰素 α、芦可替尼、白消安（马利兰）、^{32}P 静脉注射，具体用法参见 PV 章节。芦可替尼用于 ET 的起始剂量为 20mg b.i.d.。

ET 患者羟基脲耐药或者不耐受的定义[15]

1. 羟基脲 2g/d 以上剂量治疗 3 个月（体重>80kg 者剂量 2.5g/d）血小板>600×10^9/L 或者
2. 羟基脲任何剂量下血小板计数>400×10^9/L 且白细胞计数<2.5×10^9/L 或者
3. 羟基脲任何剂量下血小板计数>400×10^9/L 且血红蛋白计数<100g/L 或者
4. 羟基脲任何剂量下出现下肢溃疡或者其他难以耐受的皮肤黏膜表现或者
5. 羟基脲相关发热

14.5 疗效标准[16]

疗效标准	定义
完全缓解 (CR)	以下 4 条必须全部符合: ①包括可触及的肝脾肿大等疾病相关体征持续(≥12 周)消失,症状显著改善(MPN10 积分下降≥10 分) ②外周血细胞计数持续(≥12 周)缓解:血小板计数≤400×10⁹/L,白细胞计数<10×10⁹/L,无幼粒幼红血象 ③无疾病进展,无任何出血和血栓事件 ④骨髓组织学缓解,巨核细胞高度增生消失,无>1 级的网状纤维(欧洲分级标准)
部分缓解 (PR)	以下 4 条必须全部符合: ①包括可触及的肝脾肿大等疾病相关体征持续(≥12 周)消失,症状显著改善(MPN10 积分下降≥10 分) ②外周血细胞计数持续(≥12 周)缓解:血小板计数≤400×10⁹/L,白细胞计数<10×10⁹/L,无幼粒幼红血象 ③无疾病进展,无任何出血或血栓事件 ④无骨髓组织学缓解,有巨核细胞高度增生
无效 (NR)	疗效未达 PR
疾病进展 (PD)	演进为 post-ET MF、骨髓增生异常综合征或急性白血病

原发性血小板增多症

参考文献

［1］ TEFFERI A, THIELE J, VANNUCCHI AM, et al. An overview on CALR and CSF3R mutations and a proposal for revision of WHO diagnostic criteria for myeloproliferative neoplasms. Leukemia, 2014, 28 (7): 1407-1413.

［2］ BAROSI G, MESA RA, THIELE J, et al. Proposed criteria for the diagnosis of post-polycythemia vera and post-essential thrombocythemia myelofibrosis: A consensus statement from the International Working Group for Myelofibrosis Research and Treatment. Leukemia, 2008, 22 (2): 437-438.

［3］ ARBER DA, ORAZI A, HASSERJIAN R, et al. The 2016 revision to the World Health Organization classification of myeloid neoplasms and acute leukemia. Blood, 2016, 127 (20): 2391-2405.

［4］ GRINFELD J, NANGALIA J, BAXTER EJ, et al. Classification and personalized prognosis in myeloproliferative neoplasms. N Engl J Med, 2018, 379 (15): 1416-1430.

［5］ BROSÉUS J, PARK JH, CARILLO S, et al. Presence of calreticulin mutations in JAK2-negative polycythemia vera. Blood, 2014, 124 (26): 3964-3966.

［6］ OH ST, SIMONDS EF, JONES C, et al. Novel mutations in the inhibitory adaptor protein LNK drive JAK-STAT signaling in patients with myeloproliferative neoplasms. Blood, 2010, 116 (6): 988-992.

［7］ TEFFERI A, RUMI E, FINAZZI G, et al. Survival and prognosis among 1545 patients with contemporary polycythemia vera: An international study. Leukemia, 2013, 27 (9): 1874-1881.

［8］ BARBUI T, FINAZZI G, CAROBBIO A, et al. Development and validation of an International Prognostic Score of thrombosis in World Health Organization-essential thrombocythemia (IPSET-thrombosis). Blood, 2012, 120 (26): 5128-5133.

原发性血小板增多症

［9］ BARBUI T, VANNUCCHI AM, BUXHOFER-AUSCH V, et al. Practice-relevant revision of IPSET-thrombosis based on 1019 patients with WHO-defined essential thrombocythemia. Blood Cancer J, 2015, 5 (11): e369.

［10］ PASSAMONTI F, THIELE J, GIRODON F, et al. A prognostic model to predict survival in 867 World Health Organization-defined essential thrombocythemia at diagnosis: A study by the International Working Group on Myelofibrosis Research and Treatment. Blood, 2012, 120 (6): 1197-1201.

［11］ TEFFERI A, GUGLIELMELLI P, LASHO TL, et al. Mutation-enhanced international prognostic systems for essential thrombocythaemia and polycythaemia vera. Br J Haematol, 2020, 189 (2): 291-302.

［12］ BARBUI T, BAROSI G, BIRGEGARD G, et al. Philadelphia-negative classical myeloproliferative neoplasms: Critical concepts and management recommendations from European LeukemiaNet. J Clin Oncol, 2011, 29 (6): 761-770.

［13］ SILVER RT, KILADJIAN JJ, HASSELBALCH HC. Interferon and the treatment of polycythemia vera, essential thrombocythemia and myelofibrosis. Expert Rev Hematol, 2013, 6 (1): 49-58.

［14］ TEFFERI A, SZUBER N, VALLAPUREDDY RR, et al. Decreased survival and increased rate of fibrotic progression in essential thrombocythemia chronicled after the FDA approval date of anagrelide. Am J Hematol, 2019, 94 (1): 5-9.

［15］ KILADJIAN JJ, CASSINAT B, CHEVRET S, et al. Pegylated interferon-alfa-2a induces complete hematologic and molecular responses with low toxicity in polycythemia vera. Blood, 2008, 112 (8): 3065-3072.

［16］ BAROSI G, MESA R, FINAZZI G, et al. Revised response criteria for polycythemia vera and essential thrombocythemia: An ELN and IWG-MRT consensus project. Blood, 2013, 121 (23): 4778-4781.

原发性血小板增多症

15　原发性骨髓纤维化

15.1 治疗前评估

	I 级推荐	II 级推荐	III 级推荐
病史采集和体格检查	完整的病史采集（重点是体质性症状、血栓相关因素、血栓和出血史） 体检（尤其注意脾脏肋下最大长径）		
症状评分	MPN10 评分		
实验室检查	血常规和血涂片、肝肾功、乳酸脱氢酶、血脂、尿酸、血清铁蛋白、维生素 B_{12}、CRP、红细胞沉降率和 EPO 水平 乙肝、丙肝、HIV、巨细胞病毒等检查有出血表现者，行获得性血管性血友病的实验室评估	动脉血气 呼吸睡眠检测	
影像学检查	超声、CT 或者 MRI 计算脾脏容积	超声心动图	

	Ⅰ级推荐	Ⅱ级推荐	Ⅲ级推荐
骨髓检查	含涂片、活检（长度 1.5cm 以上，需要按照 WHO 分级标准确定纤维化程度）。	免疫分型（尤其怀疑急性淋巴细胞白血病转化时）	
细胞遗传学	G 带或 R 带染色体核型分析	怀疑慢性粒细胞性白血病时加做 FISH	
分子生物学	*BCR*::*ABL* 融合基因 *JAK2* V617F、*MPL* 和 *CALR* 基因突变 *ASXL1*、*TET2*、*DNMT3a*、*SRSF2*、*U2AF1*、*EZH2*、*IDH1/2*、*SF3B1*、*TP53* 和 *CBL* 等非驱动基因检测 上述突变基因建议优先用二代测序技术检测	有红细胞增多症家族病史者筛查 *EPOR*、*VHL*、*EGLN1/PHD2*、*EPAS1/HIF2*、*HGBB*、*HGBA* 和 *BPGM* 等基因突变	

原发性骨髓纤维化

WHO（2016）骨髓纤维化分级标准[1]

分级	标准
MF-0	散在线性网状纤维，无交叉，相当于正常骨髓
MF-1	疏松的网状纤维，伴有很多交叉，特别是血管周围区
MF-2	弥漫且浓密的网状纤维增多，伴有广泛交叉，偶尔仅有局灶性胶原纤维和/或局灶性骨硬化
MF-3	弥漫且浓密的网状纤维增多，伴有广泛交叉，有粗胶原纤维束，常伴有显著的骨硬化

【注释】

原发性骨髓纤维化（PMF）属于 *BCR::ABL1* 阴性经典型骨髓增殖性肿瘤（MPN）中的一种，与真性红细胞增多症和/或原发性血小板增多症后骨髓纤维化（post-PV/ET MF）一样，均以骨髓纤维化、血细胞异常和脾脏进行性增大为常见临床表现，故被统称为骨髓增殖性肿瘤相关骨髓纤维化（MPN-MF）[1-2]。*JAK2* V617F、*CALR* 和 *MPL* 等突变引起的 JAK-STAT 通路过度活化是这类疾病共同的发病机制，针对该通路的靶向药物芦可替尼对本病相关症状具有显著疗效[3-5]。

PMF 的诊断有赖于骨髓活检，为了保证病理分析准确，骨髓活检组织长度应至少 1.5cm，采用石蜡包埋，切片厚度为 3~4µm，需要按照 WHO（2016）分级确定纤维化程度。全套二代测序基因已经成为诊断、分型、治疗抉择和预后预测所必须[6-7]，建议所有 MPN 患者均全面检查。骨髓纤维化患者骨髓容易干抽，可以用外周血代替进行检查。

15.2 诊断标准[1]

明显纤维化期	
主要标准	①巨核细胞增生和异型巨核细胞，网织纤维和 / 或胶原纤维 ≥ 2 级 ②不符合真性红细胞增多症、慢性粒细胞性白血病、骨髓增生异常综合征或其他髓细胞肿瘤的 WHO 标准 ③存在 *JAK2*、*CALR* 或 *MPL* 突变或其他克隆性标记，或者缺乏继发性骨髓纤维化的证据
次要标准	①与其他原因无关的贫血 ②白细胞计数 ≥ 11 × 10^9/L ③可触及的脾大 ④血清乳酸脱氢酶水平增高 ⑤幼粒 / 幼红细胞血象

注：需满足所有 3 条主要标准以及其中至少 1 条次要标准。

原发性骨髓纤维化

305

纤维化前/早期	
主要标准	①存在巨核细胞增生和异型性，网状纤维≤1级，伴有年龄调整的骨髓过度增生，粒系增生活跃和红系生成减少 ②不符合真性红细胞增多症、慢性粒细胞性白血病、骨髓增生异常综合征或其他髓细胞肿瘤的 WHO 标准 ③存在 *JAK2* V617F、*CALR* 或 *MPL* 突变或其他克隆性标记，如果没有上述克隆性标记，需缺乏继发性骨髓纤维化的证据
次要标准	①与其他原因无关的贫血 ②白细胞计数 ≥ 11 × 10^9/L ③可触及的脾大 ④血清 LDH 水平增高

注：需满足所有 3 条主要标准以及其中至少 1 条次要标准。

原发性骨髓纤维化

【注释】

诊断标准建议采用 WHO 2016 版，包括明显纤维化期（overt PMF）和纤维化前/早期（pre-PMF）[1]。pre-PMF 需要与 ET 相鉴别，鉴别重点在于骨髓活检病理表现，ET 患者年龄调整后的骨髓增生程度无或轻微增高，髓系和红系造血无显著增生，巨核细胞胞质和细胞核同步增大，体积大至巨大，细胞核高度分叶（鹿角状），嗜银染色纤维化分级常为 MF-0；纤维化前/早期 PMF 患者年龄调整后的骨髓增生程度显著增高，髓系造血显著增生，红系造血减低，巨核细胞细胞核体积的增大超过胞质，体积小至巨大，成簇分布，细胞核低分叶呈云朵状，嗜银染色纤维化分级常为 MF-0 或 MF-1。

15.3　分期[8]

	外周血或骨髓原始细胞
慢性期	≤9%
加速期	10%~19%
急变期	≥20%

注：出现特征性重复性染色体异常时，如 t（8；21）、inv（16）等，原始细胞<20% 也可以确定急变。

15.4 危险分层 [6, 9-12]

	危险因素	分值 / 分	危险度	中位生存 / 年
IPSS	年龄>65 岁	1	低危：0	11.3
	体质性症状	1	中危1：1	7.9
	Hb<100g/L	1	中危2：2	4.0
	白细胞计数>25×10⁹/L	1	高危 ≥3	2.3
	外周血原始细胞 ≥1%	1		
DIPSS	年龄>65 岁	1	低危：0	未达到
	体质性症状	1	中危1：1~2	14.2
	Hb<100g/L	2	中危2：3~4	4
	白细胞计数>25×10⁹/L	1	高危：5~6	1.5
	外周血原始细胞 ≥1%	1		

原发性骨髓纤维化

	危险因素	分值/分	危险度	中位生存/年
DIPSS-Plus	血小板计数<100×10⁹/L	1	低危：0	15.4
	需要红细胞输注	1	中危1：1	6.5
	染色体预后不良 a	1	中危2：2~3	2.9
	DIPSS 中危-1	1	高危：4~6	1.3
	DIPSS 中危-2	2		
	DIPSS 高危	3		
MIPSS70	体质性症状	1	低危：0~1	未达到
	Hb<100g/L	1	中危：2~4	6.3
	白细胞计数>25×10⁹/L	2	高危≥5	3.1
	血小板计数<100×10⁹/L	2		
	骨髓 MF≥2 级	1		
	外周血原始细胞>2%	1		
	CALR 非 1 型突变	1		
	HMR 突变 b	1		
	≥2 个 HMR 突变	2		

原发性骨髓纤维化

危险分层（续）

	危险因素	分值 / 分	危险度	中位生存 / 年
MIPSS70+ v.2	体质性症状	2	极低危：0	未达到
	外周血原始细胞>2%	1	低危：1~2	16.4
	中 / 重度贫血 c	1/2	中危：3~4	7.7
	染色体预后不良 a/ 非常高危（VHR）d	3/4	高危：5~8	4.1
	CALR 非 1 型突变	2	极高危≥9	1.8
	HMR 突变 b	2		
	≥2 个 *HMR* 突变	3		
GIPSS	染色体非常高危（VHR）	2	低危：0	26.4
	染色体预后不良	1	中危1：1	8
	CALR 非 1 型突变	1	中危2：2	4.2
	ASXL1 突变	1	高危≥3	2
	SRSF2 突变	1		
	U2AF1 Q157 突变	1		

【注释】

　a　染色体核型不良预后包括复杂核型、+8、–7/7q–、i（17q）、–5/5q–、12p–、inv（3）或 11q23

重排的单个或两个异常。

b HMR 突变：*ASXL1*、*SRSF2*、*EZH2*、*IDH1*、*IDH2*，MIPSS70+ v.2 中额外增加了 *U2AF1* Q157

c 严重贫血：Hb 女性<80g/L，男性<90g/L；中度贫血：Hb 女性<80~99g/L，男性<90~109g/L

d 染色体核型非常高危（VHR）：含单一 / 多发 –7、i（17q）、inv（3）/3q21、12p–/12p11.2、11q–/
   11q23 的异常，或者其他常染色体三体（例如 +21、+19），但不包含 +8/+9。

15.5 治疗

一线分层治疗 ª（基于 MIPSS70+v.2 预后分层）[6, 13]

		I 级推荐	II 级推荐	III 级推荐
极低 / 低危	无症状者	观察		
低危 / 中危	有明显症状	芦可替尼 b	杰克替尼、羟基脲	泼尼松
	显著脾大	芦可替尼	杰克替尼羟基脲、干扰素 α、白消安、克拉屈滨、美法仑	脾脏切除脾区照射

原发性骨髓纤维化

一线分层治疗（基于 MIPSS70+v.2 预后分层）（续）

		I 级推荐	II 级推荐	III 级推荐
低危/中危	髓外造血	局部小剂量放疗 100~1 000cGy，分 5~10 次	芦可替尼	
	肺动脉高压	全肺放疗 100cGy		
	MF 相关肢痛	单次小剂量放疗 100~400cGy		
	门静脉高压		芦可替尼	经颈内静脉肝内门体分流术（TIPS），需要长期抗凝和抗血小板治疗
高危/极高危	造血干细胞移植候选者	异基因造血干细胞移植	芦可替尼可以作为移植前桥接治疗[c] 对症治疗同低中危组	移植前可以酌情切脾[d]
	非造血干细胞移植候选者	临床试验 芦可替尼	对症治疗同低中危组	

		Ⅰ级推荐	Ⅱ级推荐	Ⅲ级推荐
支持治疗	MF 相关贫血或/和血小板减少	沙利度胺 / 来那度胺达那唑 / 司坦唑醇小剂量泼尼松促红细胞生成素[e]	临床试验	去甲基化药物
	感染	病毒预防疫苗，尤其是切脾术前后	中性粒细胞缺乏患者可以试用 G-CSF 或者 GM-CSF，但是需要注意脾破裂等风险	
	高尿酸血症	水化和别嘌醇		
	合并症	控制吸烟、心血管病危险因素等		
	铁过载		地拉罗司[14]	

原发性骨髓纤维化

一线分层治疗（基于 MIPSS70+v.2 预后分层）（续）

		Ⅰ级推荐	Ⅱ级推荐	Ⅲ级推荐
加速期或者急变期	造血干细胞移植候选者	异基因造血干细胞移植 移植前可以用强烈化疗、去甲基化药物 ± 强烈化疗或者维奈克拉 f	临床试验 芦可替尼对症治疗	
	非造血干细胞移植候选者	临床试验	去甲基化药物 ± 维奈克拉或者低强度化疗 芦可替尼对症治疗	

【注释】

a PMF 的治疗策略主要依据患者的预后分组和临床症状决定，针对相对低危的患者，由于生存期较长，且缺乏安全的根治性手段，因此多采用观察或者对症治疗措施。针对中高危患者，由于预后不良，需要考虑异体造血干细胞移植。因此，如何识别预后不良的高危人群非常关键。随着研究的深入，近年越来越强调基因组学预测指标的重要性，因此，基于基因组学 MIPSS70+ v.2 等的预后评价体系成为指导分层治疗的重要依据[13]。

b 芦可替尼是近年来针对 PMF 症状治疗的重要进展，有学者认为 MPN10 评分>44 分（或者单项评分>6 分）和脾脏肋缘下>15cm 是强烈推荐芦可替尼治疗的指征[15]，但在真实世界中该指征并非绝对。

　　芦可替尼治疗的注意事项如下[16]。血液学毒性：芦可替尼起始剂量主要根据血小板数目确定，最终剂量按照血小板数目调整，用药后每 2~4 周需要监测血常规，直至血常规稳定后延长间隔。前 4 周不应增加剂量，调整剂量间隔至少 2 周，最大用量为每次 25mg，每日 2 次。治疗过程中血小板计数<100×10^9/L 时应考虑减量；血小板计数<50×10^9/L 或中性粒细胞绝对计数<0.5×10^9/L 应停药。停药应在 7~10d 内逐渐减停，应避免突然停药，停药过程中可以加用泼尼松 20~30mg/d。中性粒细胞缺乏患者停用芦可替尼后通常可逆，贫血患者可以采用下述 MF 相关贫血的治疗，也可以输注红细胞治疗（移植候选者应输注去白红细胞），通常情况下不需要调整芦可替尼剂量。芦可替尼可能增加感染风险，慢性乙肝感染或者隐匿性感染患者，需要监测 HBV-DNA，并酌情考虑抗病毒预防或者治疗，带状疱疹感染预防也需要考虑。如果怀疑进行性白质脑病，需要停用芦可替尼。皮肤癌（非黑色素瘤）也有报道，因此需要定期皮肤检查。

c　高危和极高危患者，异基因造血干细胞移植前后均可以联合芦可替尼治疗，可以将芦可替尼作为移植物抗宿主病预防的一部分，但是具体方式目前缺乏循证医学证据[17-19]。异体移植时机的选择也缺乏循证医学证据，如果芦可替尼等药物获得理想疗效，那么，移植时机适当推迟至芦可替尼疗效开始丧失时再做可能是合适的。对于非移植候选者，可以采用中低危组患者的对症治疗措施。

d　脾切除术的指征包括：有症状的门脉高压（如静脉曲张出血、腹水），药物难治的显著脾肿大伴有疼痛或合并严重恶病质，以及依赖输血的贫血。相反，严重的血小板减少是即将发生白血病转化的标志，切脾无法改善对此类患者的预后。移植前是否需要切除脾脏存在争议，目前认为大多数患者不需要预先切脾。

e 针对 MF 相关或者芦可替尼治疗后贫血或 / 和血小板减少的患者，可以考虑雄激素、大剂量促红细胞生成素、沙利度胺或小剂量泼尼松等单独或者联合治疗[20-21]。大剂量促红素是否仅针对血清 EPO<500U/L 的患者有效，目前尚缺乏足够的研究数据。来那度胺代替沙利度胺可能有效，尤其是出现 del（5q31）染色体核型的患者，但是需要慎重评估其对中性粒细胞和血小板的不良影响。难治患者，去甲基化药物可能有效。

f 诊断时已经加速或者急变的患者，有移植机会者，应该首选诱导治疗后序贯异基因造血干细胞移植，诱导治疗包括强烈化疗、去甲基化药物 ± 强烈化疗或者维奈克拉。如果伴有显著症状及脾大，也可以同时用芦可替尼对症治疗。对于异基因造血干细胞移植的时机，有学者认为，移植前只需疾病逆转至慢性期，而不需达完全缓解。

常用药物

（1）芦可替尼起始剂量：

   血小板计数<50×10^9/L，慎用芦可替尼。

   血小板计数（50~99）×10^9/L，5mg b.i.d. 开始。

   血小板计数（100~199）×10^9/L，15mg b.i.d. 开始。

   血小板计数 ≥200×10^9/L，20mg b.i.d. 开始。

   最大剂量不超过 25mg b.i.d.。

（2）沙利度胺：50mg q.n.。

（3）司坦唑醇：2mg t.i.d.（或者达那唑 0.2g t.i.d.）。

（4）泼尼松：0.5mg/（kg·d）q.d.，满一个月后逐渐减量。

（5）大剂量促红素：每周 30 000~50 000 单位，皮下注射。

（6）羟基脲推荐从 30mg/（kg·d）q.d. 开始，1 周后改为 5~20mg/（kg·d）q.d.，按照血液指标逐渐调整剂量，直至理想疗效后长期维持。

（7）干扰素 α：（9~25）× 10^6U/ 周（分 3 次皮下注射）。

（8）去甲基化药物，含地西他滨和阿扎胞苷，可以参考在 MDS 治疗中的剂量，但是 PMF 治疗中的最佳剂量依然缺乏循证医学证据。

（9）维奈克拉：需剂量递增，第 1 天 100mg，第 2 天 200mg，第 3 天后 400mg q.d.，长期维持。

（10）克拉屈滨：5mg/（m^2·d）× 5d，每次静脉输注 2h，每月 1 个疗程，重复 4~6 个月。

（11）美法仑：2.5mg/ 次，口服，每周 3 次。

（12）白消安：2~6mg/d，口服，密切监测血常规并调整剂量。

二线及进展期治疗

		I 级推荐	II 级推荐	III 级推荐
芦可替尼耐药	移植候选者	异基因造血干细胞移植		
	非移植候选者	临床试验	短期停药后重启芦可替尼 杰克替尼	去甲基化药物

【注释】

芦可替尼治疗耐药患者预后不良，需要注意复查非驱动基因，并选择合适患者进行异基因造血干细胞移植。非移植候选者，可以考虑低强度治疗，一旦无法获得完全缓解，患者预后极差[22]。芦可替尼耐药并停用的患者，可以酌情中断一段时间后再次恢复芦可替尼治疗，依然有可能获得缩小脾脏和改善症状的疗效[23]。根据中国 ZGJAK002 研究，可选用杰克替尼治疗。

15.6 疗效评价标准[24]

完全缓解（CR）	以下条件需全部符合 ①骨髓：符合年龄校准的正常增生等级，原始细胞<5%，骨髓纤维化分级 ≤1级（欧洲分级标准） ②外周血：Hb ≥ 100g/L，PLT ≥ 100 × 10^9/L，ANC ≥ 1 × 10^9/L，且上述指标均不高于正常值上限；幼稚髓系细胞<2% ③临床症状、体征（包括肝、脾大）完全消失，无髓外造血的证据
部分缓解（PR）	符合以下条件之一 ①外周血：Hb ≥ 100g/L，PLT ≥ 100 × 10^9/L，ANC ≥ 1 × 10^9/L，上述指标均不高于正常值上限；幼稚髓系细胞<2%；临床症状、体征（包括肝、脾大）完全消失，无髓外造血的证据 ②骨髓：符合年龄校准的正常增生等级，原始细胞<5%，骨髓纤维化分级 ≤1级；外周血：Hb（85~100）g/L，PLT（50~100）× 10^9/L，ANC ≥ 1 × 10^9/L 但低于正常值上限，幼稚髓系细胞<2%；临床症状、体征（包括肝、脾大）完全消失，无髓外造血的证据

疗效评价标准（续）

临床改善（CI）	贫血、脾大或症状改善，无疾病进展或贫血、血小板减少、中性粒细胞减少加重 贫血疗效：非输血依赖患者 Hb 升高 ≥20g/L；输血依赖患者脱离输血（在治疗期间连续 12 周以上未输注红细胞且 Hb ≥85g/L） 脾脏疗效： ①基线时脾脏肋缘下 5~10cm 者变为肋缘下不可触及 ②基线时脾脏肋缘下 >10cm 者减少 ≥50% ③基线时脾脏肋缘下 <5cm 者不进行脾脏疗效评估 ④脾脏疗效需要通过 MRI 或 CT 证实脾脏容积减少 ≥35% 症状疗效：MPN10 评分减少 ≥50%
疾病进展（PD）	①基线脾肋缘下 <5cm 者出现新的进行性脾肿大 ②基线脾肋缘下 5~10cm 者，可触及的脾长度增加 ≥100% ③基线脾肋缘下 >10cm 者，可触及的脾长度增加 >50% ④骨髓原始细胞 >20%，证实为向白血病转化 ⑤外周血原始细胞 ≥20% 且原始细胞绝对值 ≥$1×10^9$/L 并持续 ≥2 周
疾病稳定（SD）	不符合上述任何一项

原发性骨髓纤维化

疗效评价标准（续）

复发	符合以下条件之一： ①取得完全缓解、部分缓解或临床改善后，不再能达到至少临床改善的标准 ②失去贫血疗效持续至少 1 个月 失去脾疗效持续至少 1 个月
细胞遗传学缓解	在评价细胞遗传学疗效时至少要分析 10 个分裂中期细胞，并且要求在 6 个月内重复检测证实 ①完全缓解（CR）：治疗前存在细胞遗传学异常，治疗后消失 ②部分缓解（PR）：治疗前异常的中期分裂细胞减少 ≥ 50%（PR 限用于基线至少有 10 个异常中期分裂细胞的患者）
分子生物学缓解	分子生物学疗效评价必须分析外周血粒细胞，并且要求在 6 个月内重复检测证实 ①完全缓解（CR）：治疗前存在的分子生物学异常在治疗后消失 ②部分缓解（PR）：等位基因负荷减少 ≥ 50%（部分缓解仅用于基线等位基因负荷至少有 20% 突变的患者）
细胞遗传学 / 分子生物学复发	重复检测证实既往存在的细胞遗传学 / 分子生物学异常再次出现

注：每项符合指标需维持时间 ≥ 12 周方可判断所达疗效类型；ANC. 中性粒细胞绝对计数。

原发性骨髓纤维化

参考文献

[1] ARBER DA, ORAZI A, HASSERJIAN R, et al. The 2016 revision to the World Health Organization classification of myeloid neoplasms and acute leukemia. Blood, 2016, 127 (20): 2391-2405.

[2] MESA RA, GREEN A, BAROSI G, et al. MPN-associated myelofibrosis (MPN-MF). Leuk Res, 2011, 35 (1): 12-13.

[3] TEFFERI A, THIELE J, VANNUCCHI AM, et al. An overview on CALR and CSF3R mutations and a proposal for revision of WHO diagnostic criteria for myeloproliferative neoplasms. Leukemia, 2014, 28 (7): 1407-1413.

[4] VERSTOVSEK S, MESA RA, GOTLIB J, et al. Efficacy, safety, and survival with ruxolitinib in patients with myelofibrosis: Results of a median 3-year follow-up of COMFORT-I. Haematologica, 2015, 100 (4): 479-488.

[5] CERVANTES F, VANNUCCHI AM, KILADJIAN JJ, et al. Three-year efficacy, safety, and survival findings from COMFORT-II, a phase 3 study comparing ruxolitinib with best available therapy for myelofibrosis. Blood, 2013, 122 (25): 4047-4053.

[6] TEFFERI A, GUGLIELMELLI P, LASHO TL, et al. MIPSS70+ Version 2.0: Mutation and Karyotype-Enhanced International Prognostic Scoring System for Primary Myelofibrosis. J Clin Oncol, 2018, 36 (17): 1769-1770.

[7] GRINFELD J, NANGALIA J, BAXTER EJ, et al. Classification and personalized prognosis in myeloproliferative neoplasms. N Engl J Med, 2018, 379 (15): 1416-1430.

[8] GERDS AT, GOTLIB J, ALI H, et al. Myeloproliferative Neoplasms, Version 3. 2022, NCCN Clinical Practice Guidelines in Oncology [J]. J Natl Compr Canc Netw, 2022, 20(9): 1033-1062.

[9] GUGLIELMELLI P, LASHO TL, ROTUNNO G, et al. MIPSS70: Mutation-Enhanced International Prognostic Score System for transplantation: Age patients with primary myelofibrosis. J Clin Oncol, 2018, 36 (4): 310-318.

［10］ PASSAMONTI F, CERVANTES F, VANNUCCHI AM, et al. A dynamic prognostic model to predict survival in primary myelofibrosis: A study by the IWG-MRT (International Working Group for Myeloproliferative Neoplasms Research and Treatment). Blood, 2010, 115 (9): 1703-1708.

［11］ CERVANTES F, DUPRIEZ B, PEREIRA A, et al. New prognostic scoring system for primary myelofibrosis based on a study of the International Working Group for Myelofibrosis Research and Treatment. Blood, 2009, 113 (13): 2895-2901.

［12］ TEFFERI A, GUGLIELMELLI P, NICOLOSI M, et al. GIPSS: Genetically inspired prognostic scoring system for primary myelofibrosis. Leukemia, 2018, 32 (7): 1631-1642.

［13］ TEFFERI A. Primary myelofibrosis: 2019 update on diagnosis, risk-stratification and management. Am J Hematol, 2018, 93 (12): 1551-1560.

［14］ GROEPPER S, SCHLUE J, HAFERLACH C, et al. Transfusion independency and histological remission in a patient with advanced primary myelofibrosis receiving iron-chelation therapy with deferasirox. Oncol Res Treat, 2016, 39 (6): 384-387.

［15］ MARCHETTI M, BAROSI G, CERVANTES F, et al. Which patients with myelofibrosis should receive ruxolitinib therapy？: ELN-SIE evidence-based recommendations. Leukemia, 2017, 31 (4): 882-888.

［16］ 中华医学会血液学分会白血病淋巴瘤学组 . 原发性骨髓纤维化诊断与治疗中国指南 (2019 年版). 中华血液学杂志 , 2019, 40 (1): 1-7.

［17］ LESTANG E, PETERLIN P, LE BRIS Y, et al. Is allogeneic stem cell transplantation for myelofibrosis still indicated at the time of molecular markers and JAK inhibitors era？. Eur J Haematol, 2017, 99 (1): 60-69.

［18］ GUPTA V, KOSIOREK HE, MEAD A, et al. Ruxolitinib therapy followed by reduced-intensity conditioning for hematopoietic cell transplantation for myelofibrosis: Myeloproliferative disorders research consortium 114 study. Biol Blood Marrow Transplant, 2019, 25 (2): 256-264.

原发性骨髓纤维化

[19] MOROZOVA EV, BARABANSHIKOVA MV, MOISEEV IS, et al. A prospective pilot study of graft-versus-host disease prophylaxis with post-transplantation cyclophosphamide and ruxolitinib in patients with myelofibrosis. Acta Haematol, 2021, 144 (2): 158-165.

[20] 徐泽锋, 秦铁军, 张宏丽, 等. 芦可替尼联合泼尼松、沙利度胺和达那唑治疗骨髓纤维化的探索性研究. 中华血液学杂志, 2019, 40 (1): 24-28.

[21] DUAN M, ZHOU D. Improvement of the hematologic toxicities of ruxolitinib in patients with MPN-associated myelofibrosis using a combination of thalidomide, stanozolol and prednisone. Hematology, 2019, 24 (1): 516-520.

[22] TEFFERI A, MUDIREDDY M, MANNELLI F, et al. Blast phase myeloproliferative neoplasm: Mayo-AGIMM study of 410 patients from two separate cohorts. Leukemia, 2018, 32 (5): 1200-1210.

[23] GERDS A, SU D, MARTYNOVA A, et al. Ruxolitinib rechallenge can improve constitutional symptoms and splenomegaly in patients with myelofibrosis: A case series. Clin Lymphoma Myeloma Leuk, 2018, 18 (11): e463-e468.

[24] BAROSI G, MESA R, FINAZZI G, et al. Revised response criteria for polycythemia vera and essential thrombocythemia: An ELN and IWG-MRT consensus project. Blood, 2013, 121 (23): 4778-4781.

原发性骨髓纤维化

16　CD19 CAR-T 治疗 B 细胞恶性肿瘤

复发 / 难治急性 B 淋巴细胞白血病在成人通过标准化疗仅有 18%~45% 的患者能达到完全缓解，同时也是导致儿童死亡的最常见恶性肿瘤之一。而这一部分患者通过 CAR-T 治疗，完全缓解率可以达到 90% 左右。弥漫大 B 淋巴瘤中大约有 10% 为原发难治，有 30%~40% 会复发；通过大剂量化疗及自体移植，这部分复发 / 难治患者中仅有 25% 能获得长期生存，而复发难治滤泡淋巴瘤 3b 级或伴转化淋巴瘤现有治疗疗效差。而 CAR-T 细胞治疗的出现明显提高了这部分患者的疗效（约 50% CR 率）。本部分主要阐述 CAR-T 适应证、治疗前评估、治疗、治疗后监测、治疗相关不良反应等 5 个方面内容。

16.1　适应证

（1）复发 / 难治急性 B 淋巴细胞白血病（2A 类，Ⅰ 级推荐）。

（2）经一线治疗后难治或一年内复发以及经二线以上治疗复发 / 难治弥漫大 B 细胞淋巴瘤（包括弥漫大 B 细胞淋巴瘤非特指型、高级别大 B 细胞淋巴瘤、原发纵隔大 B 细胞淋巴瘤）（2A 类，Ⅰ 级推荐）。

（3）经二线以上治疗后复发 / 难治性滤泡淋巴瘤 3b 级或伴弥漫大 B 细胞淋巴瘤转化（2A 类，Ⅰ 级推荐）。

（4）经免疫化疗及 BTK 抑制剂治疗后复发 / 难治套细胞淋巴瘤（2A 类，Ⅰ 级推荐）。

（5）BTK 抑制剂治疗失败的复发难治慢性淋巴细胞白血病 / 小 B 细胞淋巴瘤或 Richter 综合征（2B 类，Ⅲ 级推荐）。

（6）复发 / 难治原发 / 继发中枢神经系统（B 细胞）淋巴瘤（2B 类，Ⅲ 级推荐）。

【注释】

a 赫基仑赛注射液拟获批，用于治疗 18 岁以上成人复发 / 难治急性 B 淋巴细胞白血病（r/r B-ALL）患者。

b 中枢 B 细胞淋巴瘤患者接受 CAR-T 细胞治疗，应选择合适时机谨慎进行，仍有严重中枢毒性、脑水肿风险。

16.2 治疗前评估

	I 级推荐	II 级推荐	III 级推荐
常规检查	完整的病史采集 体格检查: 一般状况, 全身皮肤, 浅表淋巴结, 肝、脾和腹部肿块 B 症状评估 体能状态评估（ECOG 体能评分）		
实验室检查	全尿便常规；凝血功能； 血生化全项；乳酸脱氢酶（LDH）；β_2 微球蛋白 感染筛查（HBV + HCV + HIV + 梅毒 +EBV, 异常者需完善病毒载量确认）；脑脊液检查（包括流式检测）； 细胞因子, 铁蛋白, CRP	BNP	CMV-DNA
影像学检查 1	心电图、心脏超声检查 中枢神经系统（CNS）受累行 MRI		

治疗前评估（续）

	I 级推荐	II 级推荐	III 级推荐
影像学检查 2 （淋巴瘤）	PET/CT 全身增强 CT		浅表淋巴结和 腹部超声
影像学检查 3 （白血病）	胸部 CT		
骨髓检查 1 （淋巴瘤）	骨髓穿刺和活检		
骨髓检查 2 （白血病）	骨髓穿刺和活检 + 流式 + BCR∷ABL 定量（限 Ph+ 白血病）		
靶点确认	IHC 流式		
基因检查		NGS 检测	

【注释】

治疗前评估主要分为三部分内容。

（1）疾病累及部位，如是否有中枢侵犯、肺部或胃肠道侵犯等；疾病负荷高低，如是否有淋巴瘤大包块（≥7cm）；NGS 检测：复发难治 B 淋巴细胞肿瘤具有高危分子遗传因素的比例增加，且基于 NGS 检测结果设计探针行液体活检监测可用于淋巴瘤疾病状态及疗效评估。

（2）体能状态的评估及重要脏器功能（包括有无活动性感染）评估。

（3）CAR-T 靶点确认：流式检测给出抗原密度高低有利于帮助预测 CAR-T 疗效；CAR-T 前基线炎症因子水平。

（4）CAR-T 前炎症指标的基线水平：细胞因子、铁蛋白、C 反应蛋白。

16.3 治疗

	I 级推荐	II 级推荐	III 级推荐
桥接治疗			放疗，抗体（如 polatuzumab），小分子靶向药，化疗等
预处理	FC：氟达拉滨 25~30mg/（$m^2 \cdot d$）d1~3 环磷酰胺 250~500mg/（$m^2 \cdot d$）d1~3	苯达莫司汀 70mg/（$m^2 \cdot d$）d1~3 环磷酰胺 30mg/（$m^2 \cdot d$）d1~3 或 苯达莫司汀 90mg/（$m^2 \cdot d$）d1~2	
回输	回输时机一般选择在清淋预处理结束后第 2~11 天；回输前需予以抗组胺类药物，如苯海拉明 12.5mg；回输剂量需参照每个产品特性而定（见注释）		

治疗（续）

	Ⅰ级推荐	Ⅱ级推荐	Ⅲ级推荐
预防用药		左乙拉西坦 500mg/ 次，1 次 /12h	复方磺胺甲噁唑片 0.96g/ 次，1 次 /12h，2d/ 周 HBsAg 阳性或 HBV-DNA 阳性者应口服核苷类似物预防

【注释】

在淋巴瘤中，CD19 CAR-T 产品，阿基仑赛注射液：2×10^6/kg CAR-T 细胞（剂量上限 200×10^6 CAR-T 细胞）；瑞基奥仑赛注射液 100×10^6 CAR-T 细胞。

在白血病中，CD19 CAR-T 产品，如 Kymriah（tisagenlecleucel）：患者体重 ≤50kg 时，输注（0.2~5.0）$\times 10^6$/kg CAR-T 细胞，患者体重 >50kg 时，输注（0.1~2.5）$\times 10^8$/kg CAR-T 细胞。

对于 CD22 CAR-T 产品（尚未上市，在 B-ALL 中有相关报道），回输 CAR-T 剂量（1~10）$\times 10^5$/kg。

预防用药在 CAR-T 产品回输当天开始服用。

慢性乙肝感染者以及 HbsAg 阴性 /HbcAb 阳性康复者，应口服核苷类似物预防，首选强效且低耐药的恩替卡韦、富马酸替诺福韦酯（TDF）或富马酸丙酚替诺福韦。

16.4 治疗后监测

	Ⅰ级推荐	Ⅱ级推荐	Ⅲ级推荐
常规检查	症状 体格检查：生命体征、体温		
CRS 期实验室检查	血常规；凝血功能； 血生化；乳酸脱氢酶（LDH）；IL-6、CRP、铁蛋白、PCT、IL2R、心电图	IL-8，IL-10，IL-15，TNF-α，IFN-γ，IL-1	
CAR-T 动力学相关检查	CAR-T 慢病毒拷贝 外周血 CD19⁺B 流式监测 外周血 CAR-T 细胞计数流式监测		
治疗疗效评估 1（淋巴瘤）	PET/CT 全身增强 CT 骨髓受累行骨髓细胞学复查 中枢神经系统（CNS）受累行 MRI 复查		液体活检
治疗疗效评估 1（白血病）	骨髓细胞学 + 流式 + BCR∷ABL 定量（限 Ph+ 白血病） 如脑脊液受累需行腰穿复查（脑脊液细胞学 + 流式）		

【注释】

(1) CAR-T 相关常见症状。

(2) 回输后需要监测炎症因子情况，以判断 CRS 的严重程度。

(3) CAR-T 动力学评估有利于判断疗效及持久程度。

(4) 淋巴瘤除常规影像学评估疗效外，液体活检也可以有效预测疗效。

16.5 治疗相关不良反应

16.5.1 炎症因子释放综合征（CRS）分级及处理

CRS 分级	托珠单抗	皮质类固醇
1 级：症状仅需对症处理（如发热、恶心、乏力、头痛、肌痛等）	CRS 持续超过 3 天，可考虑予以一次托珠单抗：8mg/kg 静滴超过 1 小时（最高剂量不超过 800mg）治疗	无
2 级：症状需要积极干预才能缓解；需氧量（FiO_2）<40%；对补液或低剂量的一种血管活性升压药有反应；2 级的器官毒性	托珠单抗：8mg/kg 静滴超过 1 小时（最高剂量不超过 800mg）；如果低氧血症及低血压不能通过吸氧和补液而改善，可每 8 小时重复给药 1 次；每 24 小时最多给药 3 次，总共给药不超过 4 次	在开始使用托珠单抗 1~2 剂后症状无改善，可考虑使用地塞米松 10mg 每 12~24 小时使用一次

CRS 分级	托珠单抗	皮质类固醇
3 级：症状需要积极干预才能缓解；需氧量（FiO$_2$）≥ 40%；需要高剂量或多种血管活性升压药 3 级器官毒性或 4 级的转氨酶升高	同 2 级	地塞米松 10mg，静脉滴注，每 6 小时 1 次，如症状无好转，可按 4 级 CRS 处理
4 级：危及生命，需通气支持，连续静脉 - 静脉血液透析；4 级脏器毒性（4 级的转氨酶升高除外）	同 2 级	地塞米松 10mg，静脉滴注，每 6 小时 1 次，如症状无好转，甲泼尼龙：1g/d，连用 3d；如有所改善，则按对应的 CRS 级别处理；如症状无改善，可 12 小时用一剂 1g 甲泼尼龙

【注释】

以上内容均属于 I 级推荐；$FiO_2 = 21+4 \times$ 吸氧流量（L/min）；低剂量血管活性升压药物定义见附录；各器官毒性的分级按 CTCAE v 5.0。对于激素及托珠单抗均难以控制的 CRS，可考虑抗 IL-6 单抗 Siltuximab、IL-1 受体拮抗剂阿那白滞素或化疗，如环磷酰胺。且需警惕 CRS 期合并巨噬细胞活化综合征 / 噬血细胞综合征（铁蛋白 > 5 000ng/ml，合并血细胞减少和发热，如同时存在 3 级或以上转氨酶 / 胆红素升高或肌酐升高或肺水肿即可诊断），如出现可考虑采用 0.5~1g 甲泼尼龙冲击治疗，酌情考虑加用芦可替尼。

16.5.2 中枢神经毒性分级及处理

免疫效应细胞相关神经毒性综合征（ICANS）共识分级

	1级	2级	3级	4级
ICE 积分 [a]/分	7~9	3~6	0~2	0（不能唤醒且无法执行 ICE 评分）
意识水平降低 [b]	可自发清醒	可唤醒	通过触觉刺激才能清醒	不可能或需要剧烈/重复的触觉刺激来唤醒；昏迷
癫痫发作			癫痫发作，可快速缓解，或通过干预解决的脑电图非惊厥性癫痫发作	持续大于 5 分钟危及生命的癫痫发作；反复的临床或电抽搐，发作之间没有恢复到基线
运动障碍				深部局灶性运动无力，如偏瘫或下肢瘫痪
颅内压升高/脑水肿			神经影像学上的局灶性/局部脑水肿	神经影像学上弥漫性脑水肿，去大脑强直，去皮质强直；第 VI 对脑神经麻痹；视盘水肿；库欣现象

【注释】

a   免疫效应细胞相关脑病（ICE）评分工具：准确描述年、月、城市、医院，4 分；能够指出 3 个事物（如表、笔、纽扣），3 分；能够执行简单的指令（如闭上眼睛或伸出两根手指），1 分；能够写出完整的句子（如中国的国旗是五星红旗），1 分；能够从 100 倒数到 10，1 分。

b   需排除其他导致意识问题的原因，如镇静药物。注意氟达拉滨所致神经系统毒性的鉴别。

c   如患者进入 CRS 期或出现神经毒性（回输后 1~2 周），应每日进行神经毒性评估。

中枢神经毒性的处理方法

中枢神经毒性分级	合并发生 CRS 时加用措施	未合并发生 CRS
1 级：如 嗜睡—轻度的嗜睡或睡眠紊乱； 轻度定向障碍脑病—轻度日常生活活动能力受限； 言语障碍—社交能力不受影响	托珠单抗：8mg/kg 静滴超过 1 小时（最高剂量不超过 800mg）治疗	支持治疗
2 级：如 嗜睡—中度； 中度定向障碍脑病—工具性日常生活活动能力受限； 言语障碍—中度影响社交能力； 癫痫发作	托珠单抗的使用方式同 CRS 2 级	使用地塞米松 10mg，每 6~12 小时 1 次，直至 ICANS 降至 1 级及以下，然后逐渐减量 3 天；使用非镇静、抗癫痫药物（如左乙拉西坦）用于预防癫痫发作

中枢神经毒性的处理方法（续）

中枢神经毒性分级	合并发生 CRS 时加用措施	未合并发生 CRS
3 级：如 嗜睡—迟钝或昏迷； 严重的定向障碍脑病—自理能力受限； 言语障碍—严重的接受表达障碍，读、写、社交、理解能力受损	托珠单抗的使用方式同 CRS 2 级	使用地塞米松 10mg，每 6 小时 1 次，直至 ICANS 降至 1 级及以下，然后逐渐减量 3 天；使用非镇静、抗癫痫药物（如左乙拉西坦）用于预防癫痫发作
4 级：如 危及生命，需紧急干预，需要机械通气，需要排查是否有脑水肿	托珠单抗的使用方式同 CRS 2 级	甲泼尼龙 1g，连用 3 天；如症状有所改善，按对应 ICANS 级别进行继续治疗；使用非镇静、抗癫痫药物（如左乙拉西坦）用于预防癫痫发作

【注释】

以上内容均属于 I 级推荐；中枢系统毒性的分级按 CTCAE v 4.03；日常生活活动能力（ADLs）量表按 Barthel 指数评分。ICANS 为 3 级及以上，需进行头颅 CT 或 MRI 检查，如症状无改善 2~3 天复查一次。

16.5.3　其他需注意的问题

（1）严重感染：根据 FDA 已获批 YESCARTA 及 KYMRIAH 产品使用统计发现，1/4~1/3 患者会合并 3 级或 3 级以上感染；需积极关注感染相关症状和体征，寻找病源学证据，根据粒缺伴发热指南推荐使用广谱抗感染药物（I 级推荐）。

（2）低球蛋白血症：CAR-T 靶点会累及正常 B 淋巴细胞，导致 B 淋巴细胞缺陷，从而导致低球蛋白血症的产生，为了提高体液免疫，减低感染风险，可予以丙种球蛋白替代治疗（每月按 400~500mg/kg 输注丙种球蛋白）（I 级推荐）。丙种球蛋白输注指征为：血 IgG 低于 500mg/dl，且患者反复出现感染。

（3）长时间血细胞减少：超过 1/3 患者回输后 30 天仍存在不同程度的血细胞减少，可予以刺激因子及输血支持治疗（I 级推荐）。不建议使用 GM-CSF，可以使用 G-CSF。

（4）病毒的再激活：包括 HBV、HCV、HIV，需积极预防（I 级推荐）。

（5）以下两种情况需谨慎使用 CAR-T 治疗：自身免疫性疾病需要长期服用免疫抑制剂；异基因造血干细胞移植后 100 天以内，合并 GVHD，需服用免疫抑制剂控制（I 级推荐）。

（6）YESCARTA 及 KYMRIAH 产品说明中明确指出不适用于中枢累及情况，但已有临床研究提示中枢累及病例用 CAR-T 治疗安全有效；同时这两个产品仅限于自体 CAR-T 治疗，但已有半相合 CAR-T 成功先例，因此该限制仅作为Ⅲ级推荐。

高剂量升压药物（每种药物需要持续给药 ≥ 3 小时）

升压药物	剂量
去甲肾上腺素单药	$\geq 20\mu g/min$
多巴胺单药	$\geq 10\mu g/（kg·min）$
去氧肾上腺素	$\geq 200\mu g/min$
肾上腺素	$\geq 10\mu g/min$
如果血管加压素已给药	血管加压素 + 去甲肾上腺素等价 $\geq 10\mu g/min*$
如果联合血管升压药（非血管加压素）	去甲肾上腺素等价 $\geq 20\mu g/min*$

注：*. 血管加压素试验等效方程：去甲肾上腺素等效剂量 = 去甲肾上腺素（μg/min）+ 多巴胺 μg/（kg·min）/2 + 肾上腺素（μg/min）+ 去氧肾上腺素（μg/min）/10。

参考文献

[1] MAUDE SL, FREY N, SHAW PA, et al. Chimeric antigen receptor T cells for sustained remissions in leukemia. N Engl J Med, 2014, 371 (16): 1507-1517.

[2] PARK JH, RIVIÈRE I, GONEN M, et al. Long-term follow-up of CD19 CAR therapy in acute lymphoblastic leukemia. N Engl J Med, 2018, 378 (5): 449-459.

[3] LEE DW, KOCHENDERFER JN, STETLER-STEVENSON M, et al. T cells expressing CD19 chimeric antigen receptors for acute lymphoblastic leukaemia in children and young adults: A phase 1 dose-escalation trial. Lancet, 2015, 385 (9967): 517-528.

[4] SCHUSTER SJ, BISHOP MR, TAM CS, et al. Tisagenlecleucel in adult relapsed or refractory diffuse large B-cell lymphoma. N Engl J Med, 2019, 380 (1): 45-56.

[5] LEE DW, KOCHENDERFER JN, STETLER-STEVENSON M, et al. T cells expressing CD19 chimeric antigen receptors for acute lymphoblastic leukemia in children and young adults: A phase 1 dose-escalation trial. Lancet, 2015, 385 (9967): 517-528.

[6] NEELAPU SS, LOCKE FL, BARTLETT NL, et al. Axicabtagene ciloleucel CAR T-cell therapy in refractory large B-cell lymphoma. N Engl J Med, 2017, 377 (26): 2531-2544.

[7] National Comprehensive Cancer Network. NCCN clinical practice guidelines in oncology: B-cell lymphomas (v. 1. 2022).

[8] SHARGIAN L, RAANANI P, YESHURUN M, et al. CAR-T cell therapy is superior to standard of care as second-line therapy for large B-cell lymphoma: A systematic review and meta-analysis. Br J Haematol, 2023, 200 (1): e4-e5.

[9] COOK MR, DORRIS CS, MAKAMBI KH, et al. Toxicity and efficacy of CAR T-cell therapy in primary and secondary CNS lymphoma: A meta-analysis of 128 patients. Blood Adv, 2023, 7 (1): 32-39.

[10] RODDIE C, NEILL L, OSBORNE W, et al. Effective bridging therapy can improve CD19 CAR-T outcomes while maintaining safety in patients with large B-cell lymphoma. Blood Adv, 2023: 2022009019.

[11] RAMOS CA, GROVER NS, BEAVEN AW, et al. Anti-CD30 CAR-T cell therapy in relapsed and refractory Hodgkin lymphoma. J Clin Oncol, 2020, 38 (32): 3794-3804.

[12] 中国抗癌协会血液肿瘤专业委员会, 中华医学会血液学分会. 靶向 B 细胞和浆细胞的 CAR-T 细胞治疗中防治乙型肝炎病毒再激活的中国专家共识 (2021 年版). 中华血液学杂志, 2021, 42 (6): 441-446.

[13] FRY TJ, SHAH NN, ORENTAS RJ, et al. CD22-targeted CAR T cells induce remission in B-ALL that is naive or resistant to CD19-targeted CAR immunotherapy. Nat Med, 2018, 24 (1): 20-28.

[14] LEE DW, GARDNER R, MACKALL CL, et al. Current concepts in the diagnosis and management of cytokine release syndrome. Blood, 2014, 124 (2): 188-195.

[15] BRUDNO JN, KOCHENDERFER JN. Toxicities of chimeric antigen receptor T cells: Recognition and management. Blood, 2016, 127 (26): 3321-3330.

[16] SCHERER F, KURTZ DM, NEWMAN AM, et al. Distinct biological subtypes and patterns of genome evolution in lymphoma revealed by circulating tumor DNA. Sci Transl Med, 2016, 8 (364): 364ra155.

[17] ROSCHEWSKI M, DUNLEAVY K, PITTALUGA S, et al. Circulating tumour DNA and CT monitoring in patients with untreated diffuse large B-cell lymphoma: A correlative biomarker study. Lancet Oncol, 2015, 16 (5): 541-549.

[18] KURTZ DM, GREEN MR, BRATMAN SV, et al. Noninvasive monitoring of diffuse large B-cell lymphoma by immunoglobulin high-throughput sequencing. Blood, 2015, 125 (24): 3679-3687.

[19] LEE DW, SANTOMASSO BD, LOCKE FL, et al. ASTCT consensus grading for cytokine release syndrome and neurologic toxicity associated with immune effector cells. Biol Blood Marrow Transplant, 2019, 25 (4): 625-638.

[20] NEELAPU SS, TUMMALA S, KEBRIAEI P, et al. Chimeric antigen receptor T-cell therapy-assessment and management of toxicities. Nat Rev Clin Oncol, 2018, 15 (1): 47-62.

[21] National Comprehensive Cancer Network. NCCN guidelines for management of immunotherapy-related toxicities (v. 1. 2022).

[22] National Institutes of Health, National Cancer Institute. Common Terminology Criteria for Adverse Events (CTCAE) version 5. 0.

[23] National Institutes of Health, National Cancer Institute. Common Terminology Criteria for Adverse Events (CTCAE) version 4. 03. Bethesda, MD: National Institutes of Health, 2009.

[24] ABRAMSON JS, MCGREE B, NOYES S, et al. Anti-CD19 CAR T cells in CNS diffuse large-B-cell lymphoma. N Engl J Med, 2017, 377 (8): 783-784.

[25] LI T, ZHANG Y, PENG D, et al. A good response of refractory mantel cell lymphoma to haploidentical CAR T cell therapy after failure of autologous CAR T cell therapy. J Immunother Cancer, 2019, 7 (1): 51.

CD19 CAR-T 治疗 B 细胞恶性肿瘤